Manual Physiotherapie in der Intensivmedizin

2. Auflage

erstellt von der
Sektion Gesundheitsfachberufe in der DIVI

Medizinisch Wissenschaftliche Verlagsgesellschaft

Manual Physiotherapie in der Intensivmedizin

Basiswissen für die physiotherapeutische Arbeit auf der Intensivstation

2. Auflage

von Michaela Braxenthaler | Bernd Ellner | Maria-Theresia Geier | Cornelia Lühring
Kathy Meckel | Gisela Pöllmann | Marie-Isabel von Schweinitz | Kathrin Stöver

Medizinisch Wissenschaftliche Verlagsgesellschaft

Impressum

MWV Medizinisch Wissenschaftliche Verlagsgesellschaft mbH & Co. KG
Unterbaumstr. 4
10117 Berlin
www.mwv-berlin.de

ISBN 978-3-95466-881-6

Bibliografische Information der Deutschen Nationalbibliothek
Die Deutsche Nationalbibliothek verzeichnet diese Publikation in der Deutschen Nationalbibliografie; detaillierte bibliografische Informationen sind im Internet über http://dnb.d-nb.de abrufbar.

Produkt-/Projektmanagement: Susann Weber, Berlin
Druck: Thomas Druck Leipzig GmbH
Coverbild: Kathrin Stöver, Leipzig

Zuschriften und Kritik an:
MWV Medizinisch Wissenschaftliche Verlagsgesellschaft mbH & Co. KG, Unterbaumstr. 4, 10117 Berlin, lektorat@mwv-berlin.de

Die Autorinnen und Autoren

Michaela Braxenthaler
Klinikum der Ludwig-Maximilians-Universität München
Marchioninistr. 15
81377 München

Bernd Ellner
TUM Klinikum Rechts der Isar
Ismaningerstr. 22
81761 München

Maria-Theresia Geier
ehemals Klinikum der Ludwig-Maximilians-Universität München

Cornelia Lühring
Klinikum der Georg-August-Universität Göttingen
Robert-Koch-Str. 7
37075 Göttingen

Kathy Meckel
ehemals TUM Klinikum Rechts der Isar

Gisela Pöllmann
ehemals Universitätsklinikum Tübingen
Klinikum am Schnarrenberg

Marie-Isabel von Schweinitz
ehemals TUM Klinikum Rechts der Isar

Kathrin Stöver
Universitätsklinikum Leipzig AöR
Liebigstr. 20
04103 Leipzig

Vorwort zur 2. Auflage

Innerhalb der Medizin gewinnt die intensivmedizinische Betreuung von Patienten aufgrund des demografischen Wandels, der sich entwickelnden Therapiemöglichkeiten und anderer Faktoren zunehmend an Bedeutung, wie unlängst die Corona Pandemie deutlich gezeigt hat.

Das vorliegende Manual richtet sich an Physiotherapeuten, die in der Intensivmedizin arbeiten oder arbeiten möchten, und soll ihnen das notwendiges Basiswissen für ihre Arbeit vermitteln. Durch die Verankerung der Physiotherapie in der „Aufwendigen intensivmedizinischen Komplexbehandlung" und den „Empfehlungen zur Struktur und Ausstattung von Intensivstationen 2022" der „Deutschen Interdisziplinären Vereinigung für Intensiv- und Notfallmedizin" (DIVI) sowie in verschiedenen Leitlinien erfährt die Physiotherapie eine wesentliche und längst überfällige Aufwertung.

Das Anliegen der Autoren ist es, die Qualität der Physiotherapie in der Intensivmedizin zu verbessern. Dem ‚Einsteiger' sollen grundlegende Fragen schnell beantwortet und außerdem das Interesse geweckt werden, sich intensiver mit diesem interessanten und für Physiotherapeuten immer noch relativ unbekannten Arbeitsfeld zu befassen. Die erfahrenen Kollegen finden sicher auch für sie noch interessante Informationen und sind aufgefordert, in die Diskussion einzusteigen, damit dieses Manual immer wieder aktualisiert und vervollständigt wird.

Nach wie vor gilt für Physiotherapeuten die Arbeit in der Intensivmedizin als ‚exotisch' und stellt für viele eine Herausforderung dar. Die Schwere der Krankheitsbilder, das spezielle, hoch technisierte Equipment sowie die komplexen medizinischen Interventionen sind vielen Physiotherapeuten fremd, da dieses Arbeitsfeld gar nicht oder nur wenig in der Ausbildung berücksichtigt wird. Auch qualifizierende Weiterbildungsmöglichkeiten sind bis heute rar.

Das klassische physiotherapeutische Vorgehen erweist sich in der Intensivmedizin häufig als nicht zielführend. Die üblichen physiotherapeutischen Befunde sind zu wenig aussagekräftig. Physiotherapeutische Maßnahmen und Methoden müssen für diesen Fachbereich nicht selten modifiziert und angepasst werden. Dafür fehlt oft das Basiswissen.

Ziel sollte sein, nicht nur den aktuellen Stand der Physiotherapie auf Intensivstation in der Intensivmedizin zusammenzufassen, sondern auch Informationen bereitzustellen, die hoffentlich dazu beitragen, dass klinisch arbeitende Physiotherapeuten eine personalisierte und optimale Patientenversorgung anbieten können, die sowohl auf den individuellen Bedürfnissen des Patienten basiert, als auch von der genauen Interpretation der Untersuchungsergebnisse geleitet wird.

Welches intensivmedizinische Wissen wird denn benötigt, um den aktuellen „Ist-Zustand" eines Intensivpatienten schnell und komplex zu erfassen? Wie kann aus diesen Informationen ein adäquater Therapieplan erstellt werden, um zielgerichtet und effektiv therapieren zu können?

Innerhalb einer Arbeitsgruppe der Sektion therapeutische Gesundheitsfachberufe (ehem. Sektion Physiotherapie) in der DIVI, bestehend aus Physiotherapeuten, die bundesweit auf fachlich unterschiedlich ausgerichteten Intensivstationen arbeiten, wurden diese Fragen intensiv und kritisch diskutiert.

Das Ergebnis liegt in Form dieses Manuals vor. Es ist ein erster und nunmehr überarbeiteter Versuch für Physiotherapeuten in dieser Form eine Übersicht über den Themenkomplex Intensivmedizin zu geben. Es erhebt weder den Anspruch auf Vollständigkeit, noch soll es Lehrbücher oder den täglichen Informationsaustausch im multiprofessionellen Team ersetzen. Wissenslücken sollen jedoch geschlossen werden.

Für weiterführendes Spezialwissen ist entsprechende Fachliteratur hinzuzuziehen, von der einige Arbeiten hier aufgeführt wurden. Die Autoren empfehlen daher unbedingt die vorhandenen Leitlinien (www.awmf.org) und ihre Aktualisierungen zu berücksichtigen.

Die Fähigkeiten und Möglichkeiten der Physiotherapeuten in der Intensivmedizin werden sich erweitern, optimieren und ihre Expertise wird zunehmend gefordert werden, da auch die Basis wissenschaftlicher Evidenzen weiter wächst. Physiotherapie wird mehr und mehr in das multiprofessionelle Team der Intensivstation integriert, was zu einem verbesserten Outcome für die Patienten beiträgt.

Die Arbeit an diesem Manual wurde kollegial von Professoren, Ärzten und Pflegekräften der verschiedenen Universitätsklinika aktiv unterstützt, die mitdiskutierten, Entwürfe lasen, korrigierten und halfen, Höhen und Tiefen dieses Projektes zu überwinden. Ihnen gilt unser besonderer Dank!

Kommentare, auch Kritiken werden seitens der Autoren dankbar angenommen, um mit Ergänzungen und Verbesserungsvorschlägen dieses Manual stetig zu verbessern.

Die Autorinnen und Autoren
München, Leipzig, Tübingen, Göttingen im November 2025

Inhalt

Einleitung

Die Arbeit auf einer Intensivstation erfordert heute von den dort arbeitenden Physiotherapeuten ein spezifisches Fachwissen, das in der Grundausbildung in der Regel kaum oder nur begrenzt vermittelt wird. Daher stellte sich für die Autoren die Frage, wie sie den Kollegen den Einstieg und das Arbeiten in diesem überaus herausfordernden Fachgebiet erleichtern könnten.

Teil I und Hauptanliegen dieses Manuals ist die Zusammenstellung des Basiswissens, das für die Befunderhebung, Therapieplanung und Therapiedurchführung unbedingt notwendig ist.

Teil II beinhaltet dann die Befunderhebung mit den relevanten Scores und Assessments.

Teil III stellt mögliche physiotherapeutische Interventionen und deren Wirkprinzipien kurz dar, wie auch eine kurze Zusammenstellung der weiterführenden Fachliteratur.

Um möglichst viele Informationen übersichtlich zu präsentieren und um die Nutzung als Nachschlagwerk gewährleisten zu können, wurde die Tabellenform gewählt.

Die Konzentration auf ausgewählte Schwerpunkte, das Augenmerk auf relevante Parameter und deren Bedeutung sollen helfen, dem Nutzer die Informationen zu geben, die er in der täglichen physiotherapeutischen Arbeit mit intensivpflichtigen Patienten benötigt. Die Schwerpunkte wurden wie folgt gewählt:

- Monitoring
- Beatmung
- Zugänge und ableitende Systeme
- Geräte zur Unterstützung der Organfunktionen
- Medikamente
- Laborwerte
- Hilfsmittel

Die Tabellen mit den Schwerpunkten „Labor“ und „Medikamente“ sind relativ umfangreich und detailliert. Sie beinhalten aber die Parameter und Informationen, mit denen Physiotherapeuten tagtäglich konfrontiert werden, bei denen der Kenntnisstand in der Regel am geringsten ist. Für die Planung der physiotherapeutischen Interventionen und deren Durchführung haben diese Informationen aber eine große Relevanz.

Innerhalb der Tabellen werden folgende Aspekte (Spalten) beleuchtet:

- Methode/ Parameter
- Normwerte/ Grenzwerte
- Mögliche Fehlerquellen/ was ist zu beachten
- Ursachen für Abweichungen
- Auswirkung auf einzelne Organsysteme
- Relevanz für die Physiotherapie

Zur besseren und schnelleren Orientierung wurde in der Spalte „Auswirkungen auf einzelne Organsysteme“ den jeweiligen Organsystemen – soweit das möglich war – eine Farbe zugeordnet.

- Rot für Herz-/ Kreislaufsystem (HK)
- Blau für Atmung (A)
- Grün für muskuloskelettales System (BA)
- Pink für Bewusstsein und Wahrnehmung (WB)

Die Beschränkung auf die oben genannten Organsysteme ist der Überzeugung geschuldet, dass diese die wesentlichen Ansatzpunkte für physiotherapeutische Interventionen auf der Intensivstation sind.

In diesem Manual sind explizite Selbstverständlichkeiten, wie das Einhalten von Hygiene- und Sicherheitsvorschriften, nicht noch einmal erwähnt. Wir gehen davon aus, dass diese geläufig sind. Es sollten die allgemein bekannten senso-motorischen und funktionellen Prinzipien beachtet werden. Gleiches gilt für studienbasierte Leitlinien. Als selbstverständlich gilt die Kommunikation mit jedem Patienten, unabhängig von seiner Bewusstseinslage. Dafür sind dem Patienten geeignete Hilfestellungen und Hilfsmittel anzubieten. Die Integration und das Arbeiten im multiprofessionellen Team wird selbstredend vorausgesetzt und erfordert eine offene Kommunikation und Bereitschaft zur Kooperation.

Der eine oder andere Leser wird möglicherweise ein „Kochrezept“ vermissen. Aber mit der bewussten Entscheidung, auf einen Maßnahmenkatalog zu verzichten, sollen die Therapeuten aufgefordert werden, einen individuellen Behandlungsplan zu erstellen, der sich an den aktuellen funktionellen und strukturellen Problemen der Patienten orientiert. Der sich unter Umständen täglich oder sogar stündlich verändernde Zustand des Patienten setzt voraus, dass vor Beginn jeder Behandlung alle Kontraindikationen und der aktuelle Krankheitsverlauf sowie die ärztliche Therapie vom Therapeuten abgeglichen und die Behandlung angepasst wird. Daher ist es nicht sinnvoll, für die Physiotherapie in der Intensivmedizin standardisierte Behandlungsschemata zu erstellen. Für weiterführendes Spezialwissen ist die entsprechende Fachliteratur hinzuzuziehen, die neue Erkenntnisse liefert. Es wird nicht der Anspruch der Vollständigkeit erhoben.

I. Grundlagen für den physiotherapeutischen Befund und die Therapieplanung

1. Monitor

Im folgenden Tabellenteil werden die, aus Sicht der Autoren, wichtigsten Verfahren und Parameter mit ihren Kernaussagen dargestellt.
Die physiologischen Normwerte und ihre Grenzbereiche werden aufgeführt, welche Ursachen eventuellen Abweichungen zu Grunde liegen und welche Auswirkungen diese auf die Organsysteme

- Atmung,
- Herz/ Kreislauf,
- Bewegungsapparat und
- Wahrnehmung/ Bewusstsein haben können.

Zudem wird auf mögliche Störungen, respektive Fehlerquellen in den Ableitungen hingewiesen, die ein Verfälschen der Aussagen bedingen können.
Die letzte Spalte zeigt den Bezug zur physiotherapeutischen Maßnahme und deren jeweilige Relevanz auf.

Methode/ Parameter	Normwerte/ Grenzwerte	Fehlerquellen	Mögl. Urs. für abw. Werte	Auswirk. auf A | HK | BA | WB	Relevanz für Physiotherapie
EKG abgeleitet über Elektroden am Thorax mit Aussagen über:		▪ Elektrodenlage ▪ Diskonnektion ▪ schlechte Ableitbedingungen (Haut nass, ölig, schweißig, behaart) ▪ Irritationen (Bewegung/ Zittern)	generell: ▪ Herzerkrankungen ▪ Störung der Reizbildung/ Reizleitung im Herz ▪ Störungen im Elektrolythaushalt (Kalium) ▪ Herzschrittmacher ▪ hormonelle Dysfunktion ▪ Medikamente	abhängig von der Art der Störung oder der kardialen Erkrankung	
▪ **Herzrhythmus**	Sinusrhythmus		▪ Erregungsbildungs- und Leitungsstörung	▪ Kreislaufinstabilität möglich	Nicht jede Rhythmusstörung bedeutet eine Kontraindikation für Physiotherapie. Information beim Arzt einholen, wie weit der Patient belastet werden darf.
▪ **Herzfrequenz** (wird auch über Pulsoxymeter gemessen)	50–90 bpm (Sinusrhythmus)		**a) Tachykardie** ▪ Herzrhythmusstörungen ▪ erhöhter oder gesenkter peripherer Widerstand ▪ Atemnot ▪ Stress, Angst, Schmerz ▪ Hypo-/ Hypervolämie ▪ Entzugssyndrome ▪ Katecholamine **b) Bradykardie** ▪ Herzrhythmusstörungen ▪ Medikamente (β-Blocker, Glykoside) ▪ Vago-vasale Reaktion ▪ Hypoxie	**a) Tachykardie** ▪ Atemfrequenz ↑ ▪ Blutdruckveränderungen möglich ▪ Symptome des kardiogenen Schocks ▪ motorische Unruhe ▪ Angst, Stress ▪ Fokussierung auf Herzschlag **b) Bradykardie** ▪ antriebsarm ▪ verlangsamt ▪ Bewusstseinsstörungen	**a) Tachykardie** ▪ Belastung ↓ ▪ körperliche Belastung nur unter Beachtung klinischer Zeichen ▪ Entspannungsmaßnahmen Belastung von Patienten mit kardialen Problemen: ▪ **Kein** Anstieg > 20 bpm ▪ **Kein** Abfall > 10 bpm **b) Bradykardie** ▪ Herzfrequenz darf unter motorischer Belastung nicht weiter sinken ▪ Atemanregung
▪ **Formveränderungen (QRS-Komplex; ST-Strecke)**	QRS-Breite < 0,14s		▪ Myokardischämien/ Myokardinfarkt	▪ Kreislaufinstabilität möglich	Belastung in Abhängigkeit der objektiven und subjektiven Parameter und Vitalzeichen

Methode/ Parameter	Normwerte/ Grenzwerte	Fehlerquellen	Mögl. Urs. für abw. Werte	Auswirk. auf A | HK | BA | WB	Relevanz für Physiotherapie
Blutdruck gemessen: ▪ **invasiv** (arterieller Zugang) ▪ **nicht invasiv** (Manschette/ NBP) (Blutdruck ist abhängig von Herzzeitvolumen und Gefäßwiderstand, d.h. gemessen wird der Blutfluss im Verhältnis zum peripheren Widerstand)	120/ 80 mmHg MAP 65–100 mmHg **a) Hypertonie** > 140 mmHg systolisch > 90 mmHg diastolisch **b) Hypotonie** < 100 mmHg systolisch Werte können altersabhängig variieren.	▪ Kanülenlage ▪ Position des Druckaufnehmers (Herzniveau) ▪ Druckaufnehmer nicht richtig kalibriert ▪ Bewegung ▪ Abknicken ▪ Manschettengröße ▪ Manschettenlage	**a) Hypertonie** ▪ erhöhter peripherer Widerstand ▪ Medikamente ▪ hormonelle Dysfunktion ▪ Stress, Angst ▪ Entzugssyndrome ▪ Schmerz **b) Hypotonie** ▪ Herzinsuffizienz ▪ Volumenmangel ▪ Medikamente ▪ hormonelle Dysfunktion ▪ Schock ▪ vago-vasale Reaktion	**a) Hypertonie** ▪ Dyspnoe ▪ Lungenödem ▪ Herzinsuffizienz (akut u. chronisch) ▪ chronische Gefäßschädigung ▪ erhöhte Herz-/ Kreislaufbelastung ▪ Unruhe **b) Hypotonie** ▪ periphere Durchblutung ↓ ▪ orthostatische Dysregulation ▪ Bewegungsantrieb ↓ ▪ Vigilanz ↓ möglich	**a) Hypertonie** ▪ Kreislauf entlastende ASTEN ▪ Entspannung; Beruhigung ▪ motorische Belastung anpassen **b) Hypotonie** ▪ zentralisierende Lagerung ▪ Kreislaufanregung ▪ periphere Kompression ▪ schrittweise, vorsichtige Mobilisation a)+b) ▪ bei Dekompensation keine Behandlung ▪ Niveau des Druckaufnehmers bei Lageveränderung anpassen
ZVD (zentralvenöser Druck) gemessen über Katheter in der V. cava vor dem rechten Vorhof **Monitoring:** ▪ des Druckes im rechten Vorhof ▪ der rechtsventrikulären Leistungsfähigkeit	8–12 mmHg (bei Spontanatmung) kritisch > 18 mmHg individuelle Einstellung der Grenzwerte abhängig vom Krankheitsbild	▪ Position des Druckaufnehmers ▪ Druckaufnehmer nicht kalibriert ▪ laufende hochmolare Infusionen	**a) ZVD zu hoch bei** ▪ Rechtsherzinsuffizienz ▪ globaler Herzinsuffizienz ▪ pulmonaler Hypertonie ▪ Hypervolämie ▪ Lungenembolie ▪ hohem PEEP ▪ intraabdominaler Druckerhöhung **b) ZVD zu niedrig bei** ▪ Volumenmangel	a) ZVD ↑ ▪ Ödeme ▪ Dyspnoe b) ZVD ↓ ▪ intravasaler Volumenmangel	a) ZVD ↑ ▪ keine rückflusssteigernden Maßnahmen ▪ keine Lymphdrainage ▪ Herzbettlagerung ▪ Kompression bzw. Antithrombosestrümpfe nur nach Rücksprache b) ZVD ↓ ▪ reduzierte körperliche Belastbarkeit
LAP (Linker Vorhofdruck oder pulmonalkapillärer Druck) ▪ gemessen über Katheter, der intraoperativ über den epigastrischen Winkel direkt in den linken Vorhof platziert wird. Liegt kurzzeitig nach Herzoperationen (AKE,MKE)	6–15 mmHg kritisch > 20 mmHg	▪ Position des Druckaufnehmers (Herzniveau) ▪ Druckaufnehmer nicht kalibriert	**LAP erhöht bei** ▪ Linksherzinsuffizienz ▪ Klappeninsuffizienz ▪ Lungenödem ▪ hohem Beatmungsdruck	**LAP erhöht:** ▪ O_2-Mangel Gefahr des: ▪ Lungenödems ▪ Kreislaufversagens und Multiorganversagens	▪ Herzbett ▪ Herz/ Kreislauf entlastende ASTEN

Methode/ Parameter	Normwerte/ Grenzwerte	Fehlerquellen	Mögl. Urs. für abw. Werte	Auswirk. auf A | HK | BA | WB	Relevanz für Physiotherapie
PAP (Pulmonalarterieller Druck) ▪ gemessen in Pulmonalarterie zur Beurteilung der Leistung des rechten Herzens	systolisch 15–28 mmHg diastolisch 5–16 mmHg Mitteldruck 10–22 mmHg	▪ Position des Druckaufnehmers ▪ Druckaufnehmer nicht kalibriert	**PAP erhöht bei** ▪ COPD ▪ Pulmonalem Hypertonus ▪ Atelektasen ▪ Lungenembolie ▪ ARDS ▪ hohem Beatmungsdruck ▪ hohem intraabdominellem Druck ▪ Schlafapnoesyndrom	**PAP erhöht:** ▪ Atemfrequenz ↑ ▪ O_2 Sättigung ↓ ▪ Herzfrequenz ↑ ▪ Zeichen der Rechtsherzinsuffizienz möglich ▪ motorische Belastbarkeit ↓	**CAVE**: Bei Bewegung und Lagewechsel: Katheter ist nicht fixiert, dadurch Gefahr der Dislokation; Herzrhythmusstörungen und Tamponade des Herzens möglich Abknicken vermeiden, da häufig Katecholamine über diesen Katheter appliziert werden.
PCWP (pulmonalkapillärer Verschlussdruck oder Wedgedruck)	5–16 mmHg		**PCWP erhöht bei** ▪ Tachykardie ▪ Herzinsuffizienz ▪ Mitralstenose ▪ intraabdominaler Druckerhöhung ▪ hohem Beatmungsdruck	**PCWP erhöht:** ▪ Atemfrequenz ↑ ▪ Herzfrequenz ↓ ▪ Blutdruck ↓	Oberkörper Hochlagerung!
Atemfrequenz gemessen werden die Atemzüge pro Minute ▪ Respirationskurve des EKGs ▪ CO_2-Messküvette am Beatmungsschlauch	12–20 /min kritisch < 5 und >35 /min	▪ Artefakte durch Bewegung ▪ Fehler bei der Ableitung ▪ Elektrodenlage ▪ schlechte Reizleitung, wenn Haut nass, ölig, schweißig, behaart ▪ Sekret in der Küvette	**Atemfrequenz ↑** durch ▪ erhöhten O_2-Bedarf ▪ Stress, Angst, Schmerz ▪ Patient wehrt sich gegen den Respirator ▪ metabolische Azidose ▪ neurogene Funktionsstörung ▪ restriktive und obstruktive Lungenfunktionsstörungen ▪ Schock **Atemfrequenz ↓** durch ▪ neurogene Funktionsstörung ▪ Medikamente, z. B. Sedierung → fehlender Atemantrieb ▪ metabolische Alkalose	▪ vermehrte Atemarbeit ▪ Hyperventilation → respiratorische Alkalose ▪ Blutdruck ↑, HZV ↑ und O_2-Bedarf ↑ ▪ Hyperventilationstetanie ▪ Ermüdung der Atemmuskulatur ▪ Fokussierung auf Atmung ▪ Respiratorische Azidose ▪ motorische Leistungsfähigkeit ↓ ▪ pCO_2 ↑ → Vigilanzminderung bis Koma	▪ Beruhigung und Entspannung bei Erfordernisatmung ▪ atemerleichternde ASTEN ▪ Reduzierung der Atemarbeit ▪ keine atemtherapeutische Totraumvergrößerung ▪ bei fehlendem Atemantrieb Atemanregung
Peripher gemessene O_2-Sättigung ▪ gemessen mit Pulsoxymeter, einer Infrarot-Lichtquelle an Finger, Ohr oder Stirn Grad der Sättigung des Hb mit O_2	95–100% zwischen 80–90% behandlungsbedürftig < 80% über längere Zeit Gefahr der hypoxischen Schädigung **CAVE**: veränderte Werte bei chronisch respiratorischen Erkrankungen	▪ Hypothermie ▪ abhängig von Lage ▪ verändert durch Bewegung, Farbstoffe (z. B. Nagellack) ▪ Hämoglobinopathie ▪ Durchblutung gestört bei Zentralisierung/ Schock ▪ Kompression durch Sensor	▪ Hb ist nicht genügend mit O_2 aufgesättigt ▪ Zentraler Veno-arterieller Shunt ▪ Peripherer arterio-venöser Shunt ▪ Atemantrieb vermindert ▪ (obstruktive) Lungenerkrankungen ▪ Ventilations-/ Diffusionsstörung ▪ Ventilations-/ Perfusionsstörung	Bei persistierendem O_2-Mangel: ▪ Atemfrequenz ↑ ▪ Hypoxie ▪ Herzfrequenz ↑ ▪ HZV ↓ (↑), ▪ Blutdruck ↓ ▪ reduzierte motorische Belastbarkeit ▪ Wahrnehmung und Bewusstsein vermindert	▪ atemerleichternde und kreislaufentlastende ASTEN ▪ motorische Belastung anpassen

Methode/ Parameter	Normwerte/ Grenzwerte	Fehlerquellen	Mögl. Urs. für abw. Werte	Auswirk. auf A | HK | BA | WB	Relevanz für Physiotherapie
CO_2-Wert (etCO_2) ▪ gemessen über CO_2-Küvette am Beatmungsschlauch CAVE: divergiert zum pCO_2 der BGA	36–44 mmHg a) > 50 = **Hyperkapnie** b) < 30 = **Hypokapnie**	▪ Sekret in der Küvette ▪ Diskonnektion	**a) Hyperkapnie** ▪ Hypoventilation ▪ obstruktive Lungenerkrankungen (permissive Hyperkapnie) ▪ verändertes I:E-Verhältnis ▪ metabolische Alkalose **b) Hypokapnie** ▪ Hyperventilation ▪ metabolische Azidose ▪ Kreislaufstillstand	**a) Hyperkapnie** ▪ Atemfrequenz ↓ ▪ respiratorische Azidose (pH < 7,35) ▪ Extrasystolen ▪ Muskelzuckungen ▪ Vigilanzminderung bis Koma **b) Hypokapnie** ▪ respiratorische Alkalose (pH > 7,45) ▪ körperliche Leistungsfähigkeit eingeschränkt ▪ motorische Unruhe/ Muskelkrämpfe ▪ Vigilanzminderung ▪ Krampfanfälle	**a) Hyperkapnie** (CO_2 ↑): ▪ Atemminutenvolumen erhöhen (Atemvertiefung) ▪ Ventilations-/ Perfusionsverhältnis verbessern **CAVE:** Am Respirator ist eventuell zur CO_2-Elimination das I:E-Verhältnis verändert und die Atemfrequenz erhöht. ▪ Belastung anpassen **b) Hypokapnie** (CO_2 ↓): Bei Hinweis auf Stress oder Schmerz → ▪ Entspannen; Beruhigen ▪ Belastung anpassen
ICP (Intracranieller Druck) ▪ gemessen parenchymal (präzentral im frontalen Cortex) oder im Ventrikel als EVD Möglichkeit der Liquordruckmessung (intraventrikulär im Seitenventrikel)	5–10 mmHg kritisch > 25 mmHg	▪ Höhe des Druckaufnehmers nicht auf Höhe der Schädelbasis ▪ Druckaufnehmer nicht kalibriert	**ICP erhöht bei** ▪ Hirnödem ▪ Hirnblutungen ▪ Schädeltraumen ▪ Hirntumoren ▪ Liquor-Abflussstörungen **CAVE:** Kopfteil nicht verstellen bzw. Druckaufnehmer auf Höhe anpassen	▪ zentrale Atemdysregulation ▪ veränderte Motorik ▪ Vigilanzminderung	▪ Oberkörper-Hochlagerung maximal 15–30°! ▪ ICP und Blutdruck dürfen bei Belastung individuell vorgegebene Grenzwerte nicht über- oder unterschreiten. Bei kritisch erhöhtem ICP "minimal Handling".
CPP cerebraler Perfusionsdruck = MAP – ICP Trifft Aussage über Durchblutungssituation im Gehirn	> 70 mmHg	Siehe ICP und Blutdruck	Siehe ICP und Blutdruck	Siehe ICP und Blutdruck	Siehe ICP und Blutdruck
Temperatur ▪ gemessen über Temperatursonde, Blasenkatheter, PiCCO oder Pulmonaliskatheter (z.B. Swan-Ganz-Katheter)	36,0–37,5°C tageszeitlich und hormonelle Schwankungen möglich	▪ Sonde liegt falsch ▪ Diskonnektion	**Temperatur ↑:** ▪ Fieber/ Infekte ▪ zentrale Dysregulation ▪ Hyperthyreose ▪ allergische Reaktion **Temperatur ↓:** ▪ post-OP ▪ zentrale Dysregulation ▪ supprimierter Stoffwechsel (therapeutische Hypothermie) ▪ extrakorporale Zirkulation: Hämofiltration/ -dialyse, ECMO	**Temperatur ↑:** ▪ AF ↑ ▪ Blutdruck ↑ ▪ motorische Unruhe bis Lethargie **Temperatur ↓:** ▪ Blutdruck ↓ ▪ Muskelzittern	Bei erhöhter/ erniedrigter Temperatur Behandlung nach Rücksprache. Belastung anpassen. Bei erhöhter Temperatur keine fetthaltigen Cremes oder Öle verwenden. Bei erniedrigter Temperatur vor Auskühlung schützen.

2. Beatmung

Hinweis: Es gibt über einhundert Beatmungsformen und Bezeichnungen. In der DIN ISO 19223:2021 wurde dafür eine einheitliche Nomenklatur festgelegt. Die nachstehenden Tabellen liefern einen kurzen Überblick über die in Deutschland gängigen Beatmungsmodi.

Der konkrete Beatmungsmodus kann sehr verschieden sein, und richtet sich nach der Technik des zur Verfügung stehenden Gerätes sowie den Erfordernissen der jeweiligen Station und des Patienten.

Neben den Einstellungen am Respirator wird deutlich, welche Fehlerquellen auftreten können, welchen Einflüssen die (Organ)Systeme unterliegen und welche Bedeutung das für die physiotherapeutische Behandlung haben kann.

2.1. Kontrollierte Beatmung (Atemarbeit des Patienten 0%, Unterstützung durch Gerät 100%)

CMV (Controlled Mandatory Ventilation)*

Methode/ Parameter	Normwerte/ Grenzwerte	Fehlerquellen	Einstellung	Auswirk. auf A | HK | BA | WB	Relevanz für Physiotherapie
Atemfrequenz (AF)	8–15/min	Diskonnektion Blockade des Schlauchsystems/ Kondenswasser Störung der Sensoren Cuff undicht Defekt oder Dislokation des Tubus/ der Trachealkanüle nicht funktionsfähiger Filter	vom Respirator vorgegeben	CMV-Beatmung ist bei Patienten auch ohne Sedierung möglich oder erforderlich, z.B. bei Atemmuskelschwäche/-lähmung (neurologische Krankheitsbilder) ▪ zentrale Atemdepression ▪ keine eigenen Atemaktionen oder -reaktionen möglich ▪ Bewusstsein stark reduziert bis komatös ▪ Muskeltonus ↓	Ist der Patient tief analgosediert oder relaxiert, sind die Folgen einer langen kontrollierten Beatmung gravierend. Generell: Schwäche der Atem- (Zwerchfell) und Rumpfmuskulatur, Mobilitätsverlust in Thorax und Gelenken. ▪ Beeinflussung der Atmung ist nicht möglich, daher nur passive Maßnahmen zur Strukturerhaltung (Thoraxmobilität und Gewebselastizität) ▪ Thorax-Kompression zur Atemtherapie nicht indiziert ▪ Reizwahrnehmung und -verarbeitung sind abhängig von der Sedierungstiefe, d.h. physiologische Muskelaktivität ist nicht zu erwarten ▪ Gelenkschutz bei Lagerung und Bewegen beachten ▪ Bei einer Diffusionsstörung sind die O_2-Aufnahme und/ oder CO_2-Abgabe vermindert, daher evtl. Lagerungstherapie anpassen ▪ **Beachte**: Die Dosierung der körperlichen Belastung muss sich nach der O_2-Sättigung im Verhältnis zur O_2-Gabe richten. ▪ Sekret-Transport nur durch Umlagern und Bewegen. ▪ Sekret-Elimination durch endotracheales Absaugen **Beachte**: Die Dosierung der körperlichen Belastung muss sich nicht nur der O_2-Sättigung sondern auch den Blutdruck und Puls anpassen. **CAVE:** keine Gewebetechniken bei Hautemphysem oder Ödemen
Anteil des Sauerstoffs im Atemgas **(Fi O_2)**	Anteil von O_2 im Inspirationsgas (Raumluft) 21%		Variabel Anteil der O_2-Menge bei der Beatmung: 30–100%	▪ Optimierung des O_2-Angebots für verbesserte Oxygenierung	
Verhältnis der Einatemzeit zur Ausatemzeit **(I:E)**	1:2		von 1:1 bis 2:1 ist alles möglich		

Methode/ Parameter	Normwerte/ Grenzwerte	Fehlerquellen	Einstellung	Auswirk. auf A | HK | BA | WB	Relevanz für Physiotherapie
Beatmungsdruck (ΔP)	10–15 mbar		**Individuell** an die Situation des Patienten angepasst Je höher ΔP, desto gravierender die Auswirkung auf den gesamten Organismus. Deshalb: ΔP so niedrig wie möglich, da eine invasive Beatmung an sich schon Lungenschäden verursacht.	▪ Optimierung des Gasaustausches ▪ Vermeiden bzw. Öffnen von Dys- und Atelektasen ▪ Überwinden von Atemwegswiderständen ▪ Atemmittellage ↑ ▪ Restriktion ↓ ▪ Alveolen werden auch bei Exspiration offen gehalten. ▪ Funktionelle Residualkapazität ↑ ▪ wenig Kaliberschwankungen in den Bronchien → Sekretolyse und -transport sind erschwert. ▪ Blutdruck ↓ ▪ Organdurchblutung ↓ ▪ ICP ↑ **CAVE:** Bei hohem p_{max} / hohem PEEP → Katecholaminpflichtigkeit ▪ intrathorakaler Druck ↑ ▪ Coronardurchblutung ↓ ▪ Auswurfleistung des Herzens ↓	**CAVE:** Beatmungsdruck und PEEP summieren sich auf, deshalb Vorsicht mit Thoraxkompressionen Bei hohen Beatmungsdrücken besteht die Gefahr eines Pneumothorax oder eines Hautemphysems
Positiver end-exspiratorischer Druck (PEEP)	Intrinsischer PEEP 2 mbar		4–15 mbar und höher möglich. Je höher der PEEP, desto gravierender die Auswirkungen auf den gesamten Organismus.		
Atemgasbeimischung Stickstoffmonoxid (NO)	0,97% Vol. Edelgase		0,5–20 ppm maximal 40 ppm	NO bewirkt eine pulmonale Vasodilatation ▪ PAP ↓ ▪ Verringerung des Shuntblutvolumens ▪ entlastet den Kreislauf durch Vasodilatation ▪ O_2-Partialdruck ↑ → Verbesserung der Oxygenierung durch Verbesserung des Ventilations-Perfusions-Verhältnisses	**CAVE:** **Vasodilatation** → Körperliche Belastung an die Herz-Kreislaufsituation anpassen

* CMV: Volumen- (VCMV) oder druckkontrollierte (PCMV) Beatmung des Patienten, der Patient kann nicht selbständig atmen

2.2. Assistierte Beatmung (Atemarbeit Patient ca. 35%, Unterstützung Gerät ca. 65%)

Mögliche Beatmungsmodi: BiPAP/DuoPAP (biphasic positive airway pressure)*, SIMV/ P-SIMV (synchronized intermittent mandatory ventilation), ASV/ ASB (assisted spontaneous ventilation)***, CPAP (continuous positive airway pressure)**** und andere**

Methode/ Parameter	Normwerte/ Grenzwerte	Fehlerquellen	Einstellung	Auswirk. auf A | HK | BA | WB	Relevanz für Physiotherapie
Atemfrequenz (AF)	8–15/min	Diskonnektion Blockade des Schlauchsystems/ Kondenswasser Störung der Sensoren Cuff undicht Defekt oder Dislokation des Tubus/ der Trachealkanüle	Mandatorisch mind. 8 Hübe/min	▪ eigene Atemzüge möglich ▪ AF ↑ bei Stress ▪ Erfordernisatmung → Beeinträchtigung der Motorik inklusive der Atemmuskulatur ▪ Fokussierung auf Respirationsfrequenz → oft Stresssituation für den Patienten	Ziel der assistierten Beatmung ist eine möglichst große Förderung der Eigenatmung des Patienten. Je mehr das Beatmungsgerät den Patienten unterstützt, desto mehr gleicht sich die Beatmung der CMV Beatmung an **CAVE**: Atemmuskelermüdung! ▪ Thorax in Inspirationsstellung positionieren. z.B. Arme unterlagern ▪ Atemerleichternde Ausgangsstellung einnehmen, z.B. Kopfteil 30° erhöht oder Bett in der Ebene kippen ▪ physiologische Atmung anbahnen, fördern und unterstützen ▪ Hilfen geben zur Atem- und Bewegungskoordination ▪ Belastung abhängig von Verhältnis FiO_2/ SO_2 Aktivität des Patienten fördern bis hin zur Fortbewegung, dabei unbedingt auf das Verhältnis von O_2-Gabe und O_2-Sättigung achten Bei Belastung evtl. O_2-Gabe erhöhen Optimierung der Atemkoordination und der Atempausen
Anteil des Sauerstoffs im Atemgas (FiO_2)	Anteil von O_2 im Inspirationsgas (Raumluft) 21%		Variabel 21–100%	Siehe CMV-Beatmung ▪ Optimierung des O_2-Angebots für verbesserte Oxygenierung	
Verhältnis der Einatemzeit zur Ausatemzeit (I:E)	1:2		1:1 bis 2:1 (ist nur bei mandatorischen Atemhüben möglich)		

Methode/ Parameter	Normwerte/ Grenzwerte	Fehlerquellen	Einstellung	Auswirk. auf A | HK | BA | WB	Relevanz für Physiotherapie
Beatmungsdruck **(△P)**	10–15 mbar		12–15 mbar über PEEP Individuell an die Situation des Patienten angepasst kann der Druck auch höher sein.	Siehe CMV-Beatmung ▪ Blutdruck ↓ ▪ Organdurchblutung ↓ ▪ kardiale und motorische Belastbarkeit ↓	Bei hohem Beatmungsdruck, bzw. PEEP ist Thorax Kompression zur Atemtherapie nicht indiziert. CAVE: **Körperliche Belastung!** ▪ geringe Belastbarkeit ▪ Beatmungsdruck und PEEP summieren sich
Positiver end-exspiratorischer Druck **(PEEP)**	Intrinsischer PEEP 2 mbar		12 mbar und höher, je höher der PEEP, desto gravierender die Auswirkung auf den gesamten Organismus	▪ Vermeiden bzw. Öffnen von Dys- und Atelektasen ▪ Überwinden von Atemwegswiderständen ▪ Atemmittellage ↑ ▪ Restriktion ↓ ▪ Alveolen werden auch bei Exspiration offen gehalten. ▪ Funktionelle Residualkapazität ↑ ▪ wenig Kaliberschwankungen in den Bronchien → Sekretolyse und -transport sind erschwert	

* BiPAP: Der Patient atmet auf zwei unterschiedlichen Druckniveaus. Eine Form der kontrollierten Beatmung, die aber zusätzlich Spontanatmung des Patienten mit oder ohne Druckunterstützung ermöglicht.

** SIMV: Eine Beatmungsform, bei welcher eine feste Mindestfrequenz, aber gleichzeitig durch Eigenatmung erweiterbare Beatmungsfrequenz, vorgegeben wird.
Dabei werden die maschinellen Beatmungshübe mit der Spontanatmung synchronisiert. Der Patient kann einen SIMV-Hub triggern und im freien Intervall spontan atmen.

*** ASV/ASB: Beatmungsform, bei der das Druckniveau eines Beatmungsgeräts nach Beginn einer vom Patienten begonnenen spontanen Inspiration (Einatmung) angehoben und damit die Eigenatmung unterstützt wird.

**** CPAP: Eine Beatmungsform, die die Spontanatmung des Patienten mit einem dauerhaften, während Einatmung und Ausatmung aufrechterhaltenen Überdruck (PEEP) kombiniert. Der Patient kann seine Atemtiefe, Atemfrequenz und auch den Flow (Luftdurchfluss) selbst bestimmen.

2.3. Nicht invasive druck-, volumen- oder flow-unterstützte Atemhilfen (Atemarbeit des Patienten ca. 90%, Unterstützung Gerät ca. 10%) mithilfe von Masken und anderen Hilfsmitteln*

Parameter	Normwerte	Fehlerquellen	Einstellung	Auswirk. auf A | HK | BA | WB	Relevanz für Physiotherapie
Atemfrequenz (AF)	8–15/min kritisch < 8 und > 35	Maske schließt nicht dicht ab Patient toleriert die Maske schlecht Diskonnektion Inkorrekte Position der Nasenbrille oder des Mundstückes	Spontanatmung	▪ AF ↑ bei Stress oder Erfordernisatmung ▪ motorische Leistungs-fähigkeit ↓ ▪ Wahrnehmung kann durch die Maske und die Strömungsgeräusche verändert sein ▪ Angst, Panik	**Beachte:** Spontanatmung ist erforderlich Schutzreflexe müssen erhalten sein Mitarbeit des Patienten notwendig um Angst/ Panik, Schlucken von Luft, Erbrechen und Aspiration zu verhindern ▪ physiologische Atmung unterstützen, fördern und trainieren ▪ Schwerpunkt der Atemtherapie sollte die Atemerleichterung sein, z.B. aufrechte Körperposition einzunehmen ▪ AF und I:E-Verhältnis sind willkürlich durch die Atemtherapie beeinflussbar ▪ keine Maßnahmen, die die Atemarbeit erhöhen! z.B. gegen Widerstände atmen lassen ▪ aufrechte Körperposition, um Aspirationsgefahr zu vermeiden ▪ motorische Belastung anpassen, dabei unbedingt auf das Verhältnis von O_2-Gabe und O_2-Sättigung achten ▪ Sekret Mobilisation ist erleichtert, während die Sekret Elimination erschwert ist
Anteil des Sauerstoffs im Atemgas (FiO_2)	Anteil von O_2 im Inspirationsgas (Raumluft) 21%		Variabel 21–100%	▪ Optimierung des O_2-Angebots für verbesserte Oxygenierung	
Verhältnis der Einatemzeit zur Ausatemzeit (I:E)	1:2		wird vom Patient selbst gesteuert	Bei einem ungünstigen I:E-Verhältnis ist die Atemarbeit ↑ und die kardiale und motorische Belastbarkeit ↓	
Druckunterstützung/ IPAP	Physiologischer Inspirationsdruck		bis 20 mbar individuell eingestellt i.d.R. 10–15 mbar	▪ Atemmittellage ↑ ▪ AZV ↑ ▪ Entlastung der Atemmuskulatur ▪ Erleichterung der Atemarbeit	
Positiver end-exspiratorischer Druck (PEEP)	Intrinsischer PEEP 2 mbar		12 mbar und höher, je höher der PEEP, desto gravierender die Auswirkung auf den gesamten Organismus	▪ Verhindern von Dys-/Atelektasen ▪ Eröffnen von Dys-/ Atelektasen	**CAVE:** Geräte geben unter Umständen schon einen Ausatemwiderstand vor, deshalb keine forcierten Ausatmungstechniken anwenden, z.B. Huffing!
Flow	40–60 l/min		0–40 l/m Highflow < 60 l/min	▪ Flow erzeugt einen niedrigen positiven Atemwegsdruck ▪ Einfluss auf Atemfrequenz ▪ Verbesserung der Sauerstoffzufuhr ▪ Optimierung der mukoziliären Clearance ▪ Verringerung der Atemarbeit ▪ wird eher toleriert als O_2-Masken ▪ Kommunikation möglich	▪ Atemtherapie ist möglich, zusätzliche Atemgeräte nicht sinnvoll ▪ Mobilisation möglich nach Rücksprache mit dem Arzt **CAVE**: Position der Nasenbrille

* Voraussetzung für die Atemunterstützung ist ein geschlossenes System mithilfe von dichtsitzenden, abschließenden Mund-Nasen-Masken wie z.B. NIV-Maske, CPAP-Maske, Highflow-Maske, Nasenbrillen und Mundstück

3. Zugänge und ableitende Systeme

Der Abschnitt „Zugänge und ableitende Systeme“ beschreibt die verschiedenen Katheter und invasiven Messsysteme. Beschrieben werden deren Lage, Funktion und worauf zu achten ist, um eine Beeinträchtigung deren Funktion zu vermeiden.

Für alle Zugänge und ableitenden Systeme gilt: Zug und Abknicken vermeiden! Grundsätzlich sollten Zugänge und ableitende Systeme nur nach Rücksprache diskonnektiert werden.

Bei Zugängen in der Leiste ist ein Bewegen bzw. Mobilisation des Patienten prinzipiell möglich, gegebenenfalls Rücksprache halten!

Zu-/ Abgang	Funktion	Relevanz für Physiotherapie
Liquordrainagen ▪ Externe Ventrikeldrainage (EVD) mit oder ohne Messung des intrakraniellen Drucks (ICP) ▪ Lumbale Drainage	ermöglicht den Liquorabfluss, z.B.: ▪ bei Resorptionsstörungen ▪ bei Fisteln ▪ zur Druckregulierung im Liquorsystem	Die Messkammer liegt auf einem festgelegten Niveau zu den Ventrikeln. Dieses Niveau darf nicht verändert werden. Lageveränderungen oder Abklemmen der Drainage nur nach Rücksprache mit dem Arzt.
ICP-Messung ▪ indirekt, im Seitenventrikel ▪ direkt im Parenchym ▪ Spiegelberg Sonde®, im Parenchym, im Ventrikel oder epidural	Hirndruckkontrolle	Der ICP darf einen vorgegebenen Grenzwert nicht längerfristig überschreiten (s. Kap. I.1 Monitor) → Gefahr des Einklemmens. Direkte Messung im Monitor. Nach ärztlicher Rücksprache kann bei der Mobilisation die Einstellung auf Ventrikelniveau nicht erforderlich sein, bzw. kann die Sonde diskonnektiert werden.
Schleuse in der A. femoralis in der V. subclavia oder V. jugularis interna	Zugang für wiederholbare Angiographie oder Spasmolyse (medikamentöse Behandlung von Gefäßspasmen am Ort des Geschehens) Zugang für externen Pacer oder nach Operationen	Mobilisation nach Rücksprache **CAVE:** Hüftflexion Mobilisation nach Rücksprache
Magensonde/ Duodenalsonde (nasal)	▪ Ernährung ▪ Refluxausgleich ▪ Erhalt der Darmmotorik	Abklären, ob Niveau verändert werden darf oder Diskonnektieren erlaubt ist **CAVE:** Keine längerfristige Diskonnektion der Ernährung bei gleichzeitig laufendem Insulin-Perfusor, Gefahr der Hypoglykämie **CAVE:** Sonde ist i.d.R. nur mit Pflaster fixiert Bei deliranten Patienten oder Endo-VAC-Anlage ist die Magensonde festgenäht
Ernährungssonden PEG oder PEJ (perkutan)	▪ zur längerfristigen Ernährung ▪ Erhalt der Darmmotorik	Wenn möglich, Ernährung vor Atemtherapie oder Mobilisation pausieren **CAVE:** Keine längerfristige Diskonnektion der Ernährung bei gleichzeitig laufendem Insulin-Perfusor, Gefahr der Hypoglykämie

Zu-/ Abgang	Funktion	Relevanz für Physiotherapie
Nasaler/ oraler Tubus	Atemwegszugang	▪ auf ausreichende Blockung und Fixierung achten ▪ Manipulationen am Tubus/ an der Kanüle vermeiden Folgen: Hustenreiz, Ulcera Spätfolge: Tracheomalazie, Recurrensparese, Dysphagie Atemtherapie-Geräte können mit geeigneten Adaptern verwendet werden. **CAVE**: bei HWS- bzw. Kopfbewegungen Auf Positionierung/ Lagerung des Kopfes achten – keine Überstreckung der HWS (möglicher Trigger für Dysphagie) **CAVE**: bei Mobilisation, da in den ersten 10 Tagen eine Rekanülierung schwierig ist. Je nach Lage des ZVK können große Arm- und Beinbewegungen zu Herzrhythmusstörungen führen.
Trachealkanüle Operative Anlage Dilatative Anlage	künstlicher Atemwegszugang direkt in Trachea	
ZVK Zentraler Venenkatheter Punktionsstelle in der V. jugulares/ subclavia, seltener in der V. femoralis, endet in V. cava superior vor dem rechten Vorhof	▪ Messung des zentralen Venendrucks ▪ Verabreichung von Medikamenten, Infusionen und Transfusionen ▪ erleichtert die venöse Blutentnahme	**CAVE**: auf kontinuierlichen Fluss bei zentral wirksamen Medikamenten achten!
PVK, Braunüle®, Flexüle®, Abbokath®... Peripherer Venenkatheter, Venenverweilkanüle	Verabreichung von niedrig konzentrierten Infusionen und Medikamenten	**CAVE**: Dislokation!
Swan-Ganz-Katheter (Pulmonalis- bzw. Pulmonalarterienkatheter) 5-lumiger Katheter mit Temperaturfühler und endständigem Ballon, der über Vene, rechten Vorhof, Ventrikel, A. pulmonalis bis in Pulmonalkapillare vorgeschoben wird.	▪ misst den ZVD, PAP, rechten Vorhofdruck, PCWP und HZV ▪ ermöglicht Blutentnahme und Blutgasanalyse aus Lungenkreislauf	siehe ZVK **CAVE**: Je nach Lage des Katheters können große Arm- oder Beinbewegungen zu Herzrhythmusstörungen führen. Patienten sind in der Regel schwer krank, Mobilisierung nur nach ärztlicher Vorgabe.
PiCCO (Pulse contour continuous cardiac output) arterieller Verweilkatheter bevorzugt in der A. femoralis	Hämodynamik Messung: misst das HZV, die Vorlast über das globale enddiastolische Volumen und das extravaskuläre Lungenwasser per transpulmonaler Thermodilution Kommt zur Anwendung bei Patienten mit Sepsis und/oder hämodynamischer Instabilität.	keinerlei Manipulationen während des Messvorganges! Belastung an die aktuelle Situation anpassen.
LAP **Linker Vorhofdruck** dünner Katheter, der intraoperativ in den linken Vorhof gelegt wird	misst den Druck im linken Vorhof	Schmerzen bei vertiefter Einatmung möglich **CAVE**: Dislokation; Tamponade!
Hickman-Katheter/ Port Der **Hickman**-Katheter wird als temporärer Zugang betrachtet. Sobald feststeht, dass eine langfristige Versorgung notwendig ist, wird ein **Port** subclaviculär implantiert (i.d.R. nach spätestens 2–3 Wochen)	Zur Gabe von Chemotherapien, Medikamenten und Stammzellentransfusionen (KMT).	▪ Erhöhte Infektionsgefahr (Eintrittsstelle für Keime), deshalb steril verbunden ▪ absolute Ruhe, wenn Chemotherapie oder KMT läuft **CAVE**: Dislokation!
PCA (patient controlled analgesia) „Schmerzpumpe" über: ▪ Epiduralkatheter ▪ ZVK	patientengesteuerte Schmerztherapie	Mobilisation möglich **CAVE**: ▪ bei PCA über Epiduralkatheter können Sensibilität und Motorik beeinträchtigt sein ▪ nach Bolusgabe oder während Mobilisation Blutdruckabfall möglich

Zu-/ Abgang	Funktion	Relevanz für Physiotherapie
Arterieller Zugang ▪ A. radialis ▪ A. femoralis ▪ gegebenenfalls A. brachialis oder A. dorsalis pedis	kontinuierliche Blutdruckmessung arterielle Blutentnahme für BGA	Niveauänderungen des Druckaufnehmers oder Manipulation an Zugang oder System bewirken Artefakte oder Fehlmessungen.
Thoraxdrainage (mit oder ohne Sog) ▪ Drainage im Pleuraspalt ▪ Drainage im Mediastinum	Ableiten von Luft oder Flüssigkeiten aus Pleuraspalt oder Mediastinum	▪ Schmerzen bei Rippenbewegungen und Umlagerungen möglich → Atmung eingeschränkt ▪ **Aber:** vertiefte Inspiration unterstützt die Funktion der Thoraxdrainage; Schmerzmittelgabe bei Bedarf ▪ Drainagen können nach Rücksprache mit dem Arzt zum Mobilisieren kurzzeitig (bis zu 2h) sowohl abgeklemmt als auch vom Sog genommen werden. **CAVE:** Dislokation oder Diskonnektion!
Pleuradrainage Pleuracath®/ PleurX™, Pleuracan®	Verweilkatheter zum Ablassen rezidivierender Pleuraergüsse	schmerzbedingte Atembeeinträchtigung möglich
Pigtail-Katheter	Verweilkatheter zum Ablassen von Aszites, Perikarderguss, Pleuraerguss und Harnablassstörungen	Atmung in der Regel nicht behindert
Perikarddrainage	Drainage zum Ableiten von Perikardergüssen	**CAVE:** Patient in kritischem Zustand Physiotherapie nach Rücksprache
Shunt Künstliche Fistel zwischen Arterie und Vene, in der Regel am Arm	spezieller Gefäßzugang für die Dialyse	**CAVE:** Shunt oft druckschmerzhaft Arm oft ödematös → auf Lagerung achten keine Kompression, z.B. über Anlegen von Blutdruckmanschette!
Shaldon in V. jugularis interna, V. subclavia oder V. femoralis	2-schenkeliger, großlumiger Gefäßzugang für Nierenersatzverfahren und Zugang für große Volumengaben	**CAVE:** Bei laufender Hämodialyse über V. femoralis kann eine vermehrte Hüftflexion die Funktion des Katheters beeinträchtigen.
Robinsondrainagen mit Ablaufbeutel Geschlossenes Wunddrainagesystem ohne Sog meist intraabdominell	Ableiten von Wundsekret oder Aszites mithilfe der Schwerkraft	**CAVE:** Blutdruckabfall beim schnellen Ablassen größerer Mengen Aszites möglich.
Faltenbalgdrainage Ohne oder mit wenig Sog	Ableiten von Wundsekret; über Faltenbalg kann leichter Sog hergestellt werden.	**CAVE:** Beim subduralen Hämatom muss zur Mobilisation des Patienten der Ablaufbeutel unbedingt abgeklemmt oder auf Schulterhöhe fixiert werden. Rücksprache mit dem Arzt!
Redondrainagen mit/ ohne Sog liegt meist subcutan oder im Gelenk	Ableiten von Wundsekret; Sog ermöglicht schnelleres Verkleben und Zusammenwachsen von Wundrändern	**CAVE:** Blutungsgefahr nach Ziehen der Redondrainage **CAVE:** Beim subduralen Hämatom muss zur Mobilisation des Patienten der Ablaufbeutel unbedingt abgeklemmt oder auf Schulterhöhe fixiert werden. Rücksprache mit dem Arzt!
VAC-Verband (Vacuum Assisted Closure) Luftdicht abgeklebter Verband unter Sog über eine Pumpe	fördert die Wundheilung bei großflächigen oder tiefen Gewebsdefekten (auch bei Sekundärheilung)	Verband muss luftdicht bleiben Bei VAC-Verband am Bauch zur Mobilisation Bauchbinde anlegen. Bei VAC-Verband am Thorax Mobilisation nur nach Rücksprache und möglichst mit Thoraxweste.

Zu-/ Abgang	Funktion	Relevanz für Physiotherapie
Endo-VAC Endoskopisch-endoluminaler VAC-Verband	Bei Wundheilungsstörungen oder Anastomoseninsuffizienz im oberen Gastrointestinaltrakt oder im Rektum	Physiotherapie nur nach Rücksprache!
Splint für große Gefäße oder Harnleiter	zum Schienen der Hauptgefäße zu den Nieren oder zur Leber nach großen Operationen oder Transplantationen	Physiotherapie nur nach Rücksprache! Splints sind nicht fixiert und können leicht dislozieren
Blasendauerkatheter (BDK) Transurethraler Zugang zur Harnblase **Suprapubischer Katheter** Transcutaner, invasiver Zugang zur Harnblase	Harnableitung, Bilanzierung, Hygiene Zur Harnableitung als Langzeitversorgung	Sammelbeutel nicht über Blasenniveau heben, damit kein Rückfluss entsteht oder zur Mobilisation abklemmen
Colo-/ Ileostoma mit Coloplast-Auffangsystem AP (Anus praeter) Künstlicher Darmausgang	Ausleiten von Stuhl	Vor Mobilisation entlüften und/ oder entleeren und überprüfen ob Platte und Beutel dicht sind.
Fäkalkollektor Wird um den After aufgeklebt	System zum Sammeln von Stuhl bei Stuhlinkontinenz oder massiven Durchfällen	Vor Mobilisation entlüften und/ oder entleeren sowie Ablaufbeutel anschließen. **CAVE**: Fixierung oft nicht suffizient.
Darmrohr Silikon- oder Kunststoffschlauch	▪ zum Einführen oder Ableiten von Gasen oder Flüssigkeiten ▪ bei massiven Durchfällen, flüssigem Stuhl	keine Mobilisation mit hartem Darmrohr
Darmrohr Flexi-Seal®, Zassi®, Hygh-tec® großlumiger, weichgeblockter Silikonkatheter	Stuhldrainagesystem zum Ableiten von flüssigem Stuhl und zur Vermeidung von Entzündungen oder Hautdefekten im Analbereich	Mobilisation möglich Verdrehen des Ablaufschlauchs vermeiden, um Abfluss zu gewährleisten **CAVE**: Bei längerem Sitzen Gefahr der Ulzeration, Entlastung durch Polsterung oder Sitzkissen
Coloplast-Auffangsystem	Auffangen von Gewebsflüssigkeit direkt über aufgeklebten Beutel, z.B. bei Hautdefekten	
Kanülen für extrakorporale Organersatzverfahren Siehe Kap. I.4 „Geräte zur Unterstützung von Organfunktionen"	Ableitung bzw. Zuleitung großer Blutvolumina in das venöse bzw. arterielle Gefäßsystem	▪ **CAVE**: bei femoraler Anlage Vorsicht bei der Hüftflexion ▪ Mobilisation im Team nach Rücksprache mit dem Arzt, da diese Systeme eine lebensnotwendige Funktion erfüllen ▪ Während und nach der Mobilisation Sichtkontrolle der Einstichstellen und des Monitors. **CAVE**: Während der Transfers kein Abknicken der Kanülen oder Schlauchsysteme!
Driveline (Antriebsleitung) bei **Heartmate® und Heartware®**	Perkutane Stromzufuhr zum Gerät	▪ Manipulation, vor allem Abknicken und Zug vermeiden **CAVE**: Unterbrechung der Stromzufuhr! ▪ Mobilisation möglich mit Gerät, wenn die Leitungen lang genug sind, oder mit einem geladenen Akku
Purgeleitung bei Impella®	Zufuhr von Spüllösung in den linken Herzventrikel zum Funktionserhalt des Geräts	▪ Leitung ist nur durch Pflaster auf der Haut fixiert

Zu-/ Abgang	Funktion	Relevanz für Physiotherapie
Externer Herzschrittmacher (Pacemaker, Pacer) ▪ **intraoperativ angelegte epikardiale oder myokardiale, direkt nach außen führende Elektroden**	Vorübergehende extrakardiale Stimulation des Herzens nach kardiochirurgischen Eingriffen.	▪ Mobilisation nach Rücksprache erlaubt
▪ **transvenös nach intrakardial vorgeschobene (eingeschwemmte) Elektroden**	Vorübergehende intrakardiale Stimulation. Die Pulsgenerierung erfolgt über einen externen Stimulator. Dieses Verfahren ist wegen der Infektionsgefahr nur zur vorübergehenden Therapie geeignet.	▪ Mobilisation nur bedingt und nach Rücksprache erlaubt, drohende Dislokation!

4. Geräte zur Unterstützung von Organfunktionen

Diese Tabelle bietet eine erklärende Übersicht zum Einsatz kommender Apparate bei Organversagen von Lunge, Herz, Niere und Leber in der Intensivmedizin. Sie stellen, die Beatmung betreffend, eine Ergänzung zu den Tabellen I.2.1 – I.2.3 dar. Wie in den vorangegangenen Tabellen wird auf die Auswirkungen auf die Organsysteme sowie auf die physiotherapeutische Relevanz eingegangen. Es werden nur die geläufigsten Verfahren vorgestellt.

Gerät	Beschreibung	Auswirkung auf A | HK | BA | WB	Relevanz für Physiotherapie
Lunge			
Respirator	Zur maschinellen Beatmung von Patienten mit respiratorischer Insuffizienz	siehe Tabelle Beatmung	▪ Auf Atemwegszugang achten; Therapie je nach Therapieziel und Beatmungsmodus wählen (s. Kap. I.2 Beatmung)
Zusätzliche Vorrichtung zur Applikation von **Stickoxid (NO)** zum Atemgasgemisch	Eingesetzt bei Patienten mit pulmonaler Hypertonie (Konzentration 20–40 ppm), ARDS und Störung der Oxygenierung aufgrund von schwersten Störungen des Ventilations-/ Perfusionsverhältnisses (Konzentration 5–20 ppm). Dosis >200 ppm wirkt cytotoxisch	siehe Tabelle Beatmung ▪ wirkt lokal an den Rezeptoren des Endothels der Gefäße (Gefäßdilatation) im Pulmonalkreislauf (PAP ↓), es kommt zu einer Umverteilung der Blutmenge hin zu den belüfteten Lungenarealen und so zur Verringerung des Shuntblutvolumens. ▪ Patienten sind in der Regel sediert.	▪ Atemtherapie abhängig von der Beatmungsform, in der Regel eine kontrollierte Beatmung (s. Kap. I.2 Beatmung)
HFOT (High Flow Oxygen Therapy = Therapie mit nasaler Insufflation) **Optiflow™** **TNI (Therapie mit nasaler Insufflation)**	Zufuhr von warmem, befeuchtetem Luft-Sauerstoff-Gemisch mit High Flow über Nasenbrille (37°C, > 15 l/min). **Beachte**: keine CO_2-Elimination Flow wird langsam erhöht, Maximum an Patient angepasst. Sinnvoll, wenn NIV-Therapie unterbrochen werden muss oder eine Maske nicht toleriert wird.	▪ High Flow erzeugt einen niedrigen positiven Atemwegsdruck ▪ Einfluss auf Atemfrequenz ▪ Verbesserung der Sauerstoffzufuhr mit geringerer Entsättigung ▪ Verbesserung der Diffusion ▪ Optimierung der mukoziliären Clearance ▪ Verringerung der Atemarbeit ▪ Kommunikation möglich	▪ Atemtherapie möglich, zusätzliche Atemtherapiegeräte nicht sinnvoll ▪ Mobilisation möglich nach Rücksprache mit dem Arzt. ▪ Körperliche Belastung wird besser toleriert als bei der NIV, da die O_2-Bindung besser ist. ▪ Mobilisation eventuell einfacher, da O_2-Brille besser toleriert wird als die NIV-Maske. **CAVE**: Position der Nasenbrille

<table>
<tr><th>Gerät</th><th>Beschreibung</th><th>Auswirkung auf A | HK | BA | WB</th><th>Relevanz für Physiotherapie</th></tr>
<tr><td colspan="4">Lunge</td></tr>
<tr><td colspan="2">Zusätzlich zur Beatmung für den extrapulmonalen Gasaustausch:

pECLA und ECLA/ ECMO/ AnaConDa

Oxygenierung des Blutes und Eliminierung von CO_2 unter Umgehung des Lungenkreislaufes.
Die zuströmende O_2-Litermenge (maximal 10 l/min) ist entscheidend dafür, wie viel CO_2 eliminiert wird (Partialdruckdifferenz).
Zusätzlich kann ein Wärmetauscher zugeschaltet werden, um einen zu starken Abfall der Körpertemperatur zu verhindern.
Außerdem kann ein ACDSystem (AnaConDa) bei chronisch dekompensierten obstruktiven Lungenerkrankten angewendet werden.</td>
<td rowspan="4">▪ bei Patienten mit schwerster respiratorischer Insuffizienz z.B. ARDS
▪ da sich ein Großteil des Blutvolumens extrakorporal befindet, verändern sich die Normwerte der kardiovaskulären Drücke.
▪ Oxygenierung und CO_2–Eliminierung
▪ Verfahren zur Lungenprotektion, da Reduktion des V_T möglich
▪ Motorik durch großlumige Kanülen eingeschränkt
▪ Patienten sind hochdosiert antikoaguliert</td>
<td rowspan="4">▪ Behandlung nach den jeweiligen Standards der Klinik
▪ Motorik partiell eingeschränkt
▪ Muskuläres Training und Mobilisation je nach Belastbarkeit und Compliance des Patienten möglich und erwünscht
▪ Lage der Ab- und Zugänge in der Regel gelenknah; entsprechendes Gelenk dosiert bewegen. Bei femoralen Kanülen keine Hüftflexion über 70 Grad
▪ Mobilisation im Team nach Rücksprache mit dem Arzt, da diese Systeme eine lebensnotwendige Funktion erfüllen
▪ Während und nach der Mobilisation ständige Sichtkontrolle der Einstichstellen und des Monitors.
▪ Abknicken der zu- und abführenden Schlauchsysteme unbedingt vermeiden
▪ wenn möglich Thoraxmobilität verbessern

CAVE:
▪ Blutungsgefahr da Patienten hochdosiert antikoaguliert sind
▪ Temperaturregulierung beeinträchtigt
▪ Belastung an Herzkreislaufsituation anpassen bzw. veränderte Normwerte der kardiovaskulären Drücke berücksichtigen</td></tr>
<tr><td>pECLA
(= pumpless extra-corporal lung assist)
iLA, Novalung®
Membranventilator</td><td>Zwei großlumige Zugänge liegen in der Regel in A. femoralis und V. femoralis; Blut fließt entlang des Druckgefälles durch eine Kapillar-Membran (etwa 1,5 l Blut/min)</td></tr>
<tr><td>ECMO
(extracorporal membrane oxygenation)
ECLA/ ELA, iLA activve®</td><td>Blut wird mit einer Pumpe durch den Oxygenator gepumpt (bis 10 l Blut/min).
Anlage der Ab-/ Zugänge:
arterio-venös (a-v) (unterstützt Herz und Lunge) oder veno-venös (v-v) (unterstützt die Lungenfunktion), meistens femoro-jugular (v-v) oder seltener femoro-femoral (v-v)</td></tr>
<tr><td>ACD
(Anaesthetic Conserving Device) AnaConDa</td><td>Beim AnaConDa-System wird zusätzlich zur ECMO auch noch eine Sedierung mit dem Narkosegas Isofluran verabreicht.</td></tr>
</table>

Gerät	Beschreibung	Auswirkung auf A | HK | BA | WB	Relevanz für Physiotherapie
Herz			
ECLS/ v-a ECMO Extracorporeal-Life-Support-System	Ein Verfahren zur extrakorporalen Unterstützung von Herz und Lunge. Anlage der Kanülen veno-arteriell, z.B. V. cava inferior zur A. femoralis oder V. und A. femoralis, oder zentral in Herznähe	▪ vollständige Übernahme der Pumpleistung des Herzens nach Reanimation oder im kardiogenen Schock ▪ Motorik ist durch großlumige Kanülen eingeschränkt.	▪ Physiotherapie nur nach Rücksprache ▪ Bei Z.n. Reanimation ist eine hypoxische Hirnschädigung möglich.
IABP (Intra-aortale Ballon-Pumpe)	Ballon, der über die A. femoralis eingeführt wird und bis unter den Abgang der linken A. subclavia führt. Die Ballongröße richtet sich nach der Körpergröße. EKG – getriggert (Ausnahme Drucktrigger), dabei wird das Aufpumpen, bzw. Entleeren des Ballons mit dem Schließen bzw. Öffnen der Aortenklappe koordiniert.	▪ Unterstützung der Windkesselfunktion bei schwacher Pumpleistung des Herzens (Verbesserung der Durchblutung von Coronar-, aber auch von Cerebralgefäßen) ▪ Patient in seinen Bewegungsmöglichkeiten eingeschränkt	▪ da der Ballon nicht fixiert ist, kann es zur Dislokation kommen mit Verlegung abgehender Gefäße (z.B. A. mesenterica sup.) und infolgedessen zu Ischämien ▪ Rücksprache vor Herz-/ Kreislauf belastenden Maßnahmen ▪ Puls- bzw. Drucklimits beachten ▪ keine Maßnahmen, die die EKG-Ableitung irritieren
LVAD (ventricular assist device): **Heartmate® II** **Heartware®** **Circulite®**	Pumpfunktion des linken Ventrikels wird durch eine Pumpe übernommen, die herznah im Körper des Patienten liegt. Abgang aus linker Ventrikelspitze, Zugang zur Aorta	▪ externe Übernahme der Pumpfunktion des linken Herzens	▪ Belastung an Zustand des Patienten anpassen ▪ keine Einschränkung für Mobilisation ▪ Erhalten/ Verbessern von Muskelkraft und Ausdauer ist möglich
Impella®	Pumpe wird über die A. femoralis oder A. subclavia direkt in den linken Ventrikel gelegt.	▪ Entlastung des linken Ventrikels. Pumpt Blut von der Herzkammer direkt in die Aorta und entlastet so den Herzmuskel.	s.o., Mobilisation nur bei Zugang über A. subclavia möglich. **CAVE:** Zugangsleitung für Spüllösung
pVAD **ExCOR® (Berlin-Heart)** **Thoratec®**	Pumpfunktion der Herzkammern wird durch eine oder zwei externe Pumpen übernommen. Ab-/ Zugänge: Li: Vorhof/ Ventrikel – Aorta Re: Vorhof – A. pulmonalis	▪ externe Übernahme der Pumpfunktion des rechten, linken oder gesamten Herzens ▪ Patienten sind hochdosiert antikoaguliert ▪ Patienten sind in ihren Bewegungen teilweise eingeschränkt	▪ Belastung an Zustand des Patienten anpassen ▪ Pumpleistung vorgegeben, kann bei körperlicher Anstrengung nicht angepasst werden, daher keine Belastungssteigerung, sondern Ausdauer fördern ▪ keine Einschränkung der Mobilität **CAVE:** Blutungsgefahr, da Patienten hochdosiert antikoaguliert sind ▪ Erhalten/ Verbessern von Muskelkraft und Ausdauer

Gerät	Beschreibung	Auswirkung auf A | HK | BA | WB	Relevanz für Physiotherapie
Niere			
Intermittierende Dialyse **Kontinuierliche Dialyse (CVVHD, CVVHF)**	Nierenersatzverfahren (v-v) im Gegenstromprinzip über semipermeable Membran zum Entziehen von Flüssigkeit und harnstoffpflichtigen Substanzen In der Regel 3–5h/Tag 3–7x pro Woche bzw. 24h/Tag über mehrere Tage hinweg	▪ Kreislaufbelastung ↑ durch schnellen Entzug von Flüssigkeit und Ausschwemmen von Elektrolyten → Blutdruck ↓ möglich ▪ Bewegungseinschränkung abhängig von Lage des Shaldonkatheters oder Shunts ▪ Müdigkeit/ Abgeschlagenheit	▪ auf Shunt/ Shaldon achten ▪ Physiotherapie und Mobilisation abhängig von der jeweiligen Dialyseform, Einstellungen bei Niveau-Veränderungen anpassen lassen ▪ intermittierende Dialyse → aktives Bewegen (Bettfahrrad) zur Stabilisation des Blutdrucks ▪ kontinuierliche Dialyse → Physiotherapie bis zur Mobilisation nach Rücksprache möglich ▪ Herzkreislaufsituation beachten ▪ Patienten frieren leicht
SLEDD (Slow Extended Daily Dialysis) **Genius**®	Nierenersatzverfahren (v-v) im Gegenstromprinzip über semipermeable Membran zum Entziehen von Flüssigkeit und harnstoffpflichtigen Substanzen Je nach Modus über 10–30h möglich Kombination der schnellen intermittierenden und schonenden kontinuierlichen Dialyse	▪ Kreislaufbelastung geringer als bei der intermittierenden Dialyse ▪ Bewegungseinschränkung abhängig von Lage des Shaldonkatheters	
Leber			
Therapeutische Apherese MARS (Molecular Adsorbent Recirculating System) Extrakorporales System zur Leberunterstützung bei akutem Leberversagen	Extrakorporales Filtern oder Eliminieren von ▪ Blut- und Stammzellen ▪ Lipiden, Proteinen, Metaboliten ▪ Autoantikörpern ▪ zur Plasmaseparation Kommt zur Anwendung bei Leberversagen, in der Transplantationsmedizin oder bei Autoimmunerkrankungen	▪ Apherese ist für die Patienten sehr erschöpfend. ▪ Neurologische Symptome können sich verbessern.	Bei Patienten mit Leberversagen keine Physiotherapie während der Apherese

5. Medikamente

Die sehr ausführliche Tabelle zu Medikamenten, die in der Therapie kritisch kranker Patienten zur Anwendung kommen, versucht die „Wissenslücke" der Physiotherapeuten auf diesem Gebiet etwas zu schließen. Sie umfasst die (gängige) Bandbreite von kreislaufwirksamen Medikamenten über Analgetika, Sedativa, Sekretolytika, Diuretika bis hin zu Psychopharmaka.

Vorangestellt sind die pharmakologisch/ therapeutisch wirksamen Substanzen. Der Handelsname ist beispielhaft in Spalte 2 angeführt. Die Auswirkungen auf die Organsysteme macht die Bedeutsamkeit für die physiotherapeutische Arbeit deutlich. Dabei ist zu beachten, dass in Spalte 3 nicht zwingend die Auswirkung auf das Organsystem an erster Stelle steht, auf welches das Medikament primären Einfluss ausübt.

Die folgende Tabelle erhebt nicht den Anspruch auf Vollständigkeit.

Medikamentengruppe **→ Wirkstoff**	**(möglicher)** **Handelsname**	**Auswirk. auf A | HK | BA | WB**	**Relevanz für Physiotherapie**
Katecholamine (Sympathomimetika)			
→ Adrenalin* (Epinephrin)	Suprarenin®	▪ HF ↑, HZV ↑, Blutdruck ↑ ▪ (positiv inotrop-chronotrop) ▪ Bronchodilatation NW: ▪ Induktion von Arrhythmien ▪ (mäßige) Vasokonstriktion an Haut/ Schleimhaut, Skelettmuskulatur ▪ Durchblutung ↓/ Motilität/ Tonus im Magen-Darm-Trakt ▪ Schwindel, Kopfschmerz, Unruhe	**nur bei Adrenalin:** Dosierungsschwellenwert für Belastung: 0,2 µg/kg/min **Beachte:** Patienten mit Leberzirrhose **CAVE:** ▪ körperliche Belastung an die Medikamentendosis anpassen ▪ die angezeigten Vitalparameter entsprechen nicht dem tatsächlichen Zustand des Patienten. ▪ Zentralisierung des Kreislaufes möglich ▪ kontinuierliche Medikamentengabe notwendig (Infusionssysteme nicht knicken) ärztliche Rücksprache nehmen ▪ keine Kälteanwendungen ▪ keine Kompressionsmaßnahmen ▪ Vorsicht vor (peripherer) Auskühlung
→ Noradrenalin* (Norepinephrin)	Arterenol®	▪ Blutdruck ↑, HF ↑, (HZV ↑) NW: ▪ Vasokonstriktion ↑, kann Ischämie bedingen ▪ (vor allem Herz, Darm, Extremitäten) ▪ Schwindel/ Kopfschmerz	
→ Dobutamin	Dobutrex®	▪ HF ↑, HZV ↑, Blutdruck ↑, (positiv chronotrop-inotrop) NW: ▪ Induktion von Arrhythmien, Tachykardien, Extrasystolen, Kammerflimmern, AP-Beschwerden möglich ▪ DB ↑ der Organe (z.B. Niere) ▪ Bronchodilatation ▪ gastro-intestinale Beschwerden (Übelkeit/ Erbrechen)	
→ Dopamin	Dopamin-Fresenius®	▪ mit steigender Dosis HZV ↑, HF ↑ → Vasokonstriktion (Blutdruck ↑) NW: ▪ Induktion von Arrhythmien ▪ Dyspnoe ▪ Unruhe, Kopfschmerz ▪ gastro-intestinale Beschwerden möglich (Übelkeit/ Erbrechen) ▪ Ödeme in Peripherie	Belastung dosieren und anpassen

* Adrenalin und Noradrenalin wirken beide druck- und flusssteigernd. Adrenalin betont mehr die Flusssteigerung (β-Rezeptoren), Noradrenalin mehr die Drucksteigerung (α-Rezeptoren). Die Effekte beider Katecholamine werden von den Kontraktionsreserven des Herzens und dem unterschiedlichen Rezeptorbesatz der Gefäße bestimmt.

Medikamentengruppe → Wirkstoff	(möglicher) Handelsname	Auswirk. auf A | HK | BA | WB	Relevanz für Physiotherapie
Antihypertonika			
Ca-Antagonisten → Nifedipin → Nitrendipin → Verapamil → Diltiazem → Nimodipin → Amlodipin	Adalat® Bayotensin® Falicard®, Isoptin® Dilzem® Nimotop® Norvasc®	▪ Vasodilatation (Blutdruck ↓) ▪ HF ↓↑ NW: ▪ Gesichtsrötung mit Wärmegefühl (Flush) ▪ Kopfschmerz ▪ Schwindel, Müdigkeit bis Ohnmacht ▪ gastro-intestinale Beschwerden	▪ Belastung an den Patienten anpassen
Sympatholytika *α-Blocker* α_1-Blocker (peripher wirksam) → Urapidil	Ebrantil®	▪ Vasodilatation (Blutdruck ↓), wirkt sowohl zentral als auch peripher ▪ HF ↓↑ NW: ▪ Schwindel ▪ Kopfschmerzen ▪ Müdigkeit ▪ Schlafstörungen ▪ gastro-intestinale Beschwerden (Übelkeit)	▪ Belastung an den Patienten anpassen ▪ HF nicht als Kontrollparameter geeignet
ß-Blocker → Metoprolol → Esmolol → Bisoprolol → Nebivolol → Carvedilol → Atenolol	Beloc®, Metohexal® Brevibloc® Bisohexal® Nebilet® Dilatrend® Tenormin®	▪ HF ↓, Blutdruck ↓ NW: ▪ Orthostase ▪ Verstärkung peripherer DB-Störungen ▪ Belastungsdyspnoe ▪ Müdigkeit, Schwindel ▪ gastro-intestinale Beschwerden (Übelkeit, Erbrechen)	
Antisympathotonika (zentral wirksam) → Clonidin (wird auch zur Sedierung genutzt)	Clonidin® Catapresan®, Paracefan® bei Opiatentzug	▪ vegetative Dämpfung → Blutdruck ↓, HF ↓ ▪ selten orthostatische Beschwerden ▪ sedierend (zentrale Dämpfung) NW: ▪ gastro-intestinale Beschwerden (Übelkeit, Erbrechen, Obstipation) ▪ Kopfschmerzen, Mundtrockenheit	▪ Maßnahmen der medikamentösen Zielsetzung anpassen ▪ gegebenenfalls Nebenwirkungen mit physiotherapeutischen Maßnahmen gegensteuern
ACE-Hemmer → Enalapril → Captopril → Ramipril	Enahexal® Lopirin®, Captohexal® Delix®	▪ Vasodilatation ▪ Blutdruck ↓ → HF ↑ NW: ▪ Schwindel, Kopfschmerz, Müdigkeit ▪ trockener Husten möglich (Reizhusten) ▪ Myalgien, Muskelkrämpfe ▪ gastro-intestinale Beschwerden (Bauchschmerz, Diarrhoe, Übelkeit, Erbrechen)	▪ Verringert Vor- und Nachlast des Herzens - Belastung an den Patienten anpassen ▪ Blutdruck nicht als Kontrollparameter geeignet

Medikamentengruppe → Wirkstoff	(möglicher) Handelsname	Auswirk. auf A | HK | BA | WB	Relevanz für Physiotherapie
Antihypertonika			
AT1-Antagonist – Sartane → Valsartan → Candesartan	Diovan® Atacand®, Blopress®	▪ Vasodilatation ▪ Blutdruck ↓ NW: ▪ Orthostatische Beschwerden ▪ Husten ▪ Schwindel, Müdigkeit ▪ Kopfschmerz	
PDE-III-Hemmer → Milrinon	Milrinon Hikma® Corotrop®	▪ (periphere) Vasodilatation (auch im Lungenkreislauf) ▪ poitiv inotrop/ lusitrop (Myokard) → Steigerung der kardialen Auswurfleistung ▪ HF ↑ NW: ▪ Arrhythmien möglich; Angina pectoris; Blutdruck ↓↓ ▪ Wechselwirkungen: Dobutamin (verstärkte pos. Inotropie); Diuretika (verstärkte Wirkung) ▪ Kopfschmerzen	▪ Indiziert zur Kurzzeitbehandlung schwerer Herzinsuffizienz ▪ wirkt hämodynamisch bereits nach 60 Sek. ▪ Erhöhte Kontrollbedürftigkeit des Blutdrucks, da es zu Blutdruckabfall kommen kann
Calcium Sensitizer → Levosimendan	Simdax®	▪ positiv inotrop; Schlagvolumen ↑; HZV ↑ ▪ Vasodilatation (auch an Koronarien → DB ↑) NW: ▪ Rhythmusstörungen; Blutdruck ↓ ▪ Schwindel, Schlaflosigkeit, Kopfschmerzen ▪ gastro-intestinale Beschwerden ▪ Thrombozytopenie	▪ Indiziert als Kurzzeitbehandlung bei akut dekompensierter chronischer Herzinsuffizienz ▪ wirkt in hohen Dosen als PDE-III-Hemmer ▪ stark eingeschränkte Belastbarkeit des Patienten – Rücksprache Arzt erforderlich!
Antikoagulantien (Gerinnungshemmer)/ Thrombozytenaggregationshemmer			
→ Heparin → Tinzaparin (niedermolekulares Heparin)	Innohep®	NW: ▪ unerwünschte Blutungen ▪ HIT (Heparin induzierte Thrombozytopenie) ▪ Anämie ▪ Hämatome	▪ Natürliches Heparin wird aus Dünndarmschleimhaut von Schweinen gewonnen; wird unterschieden in unfraktionertes (hochmolekulares) und fraktioniertes (niedermolekulares; wirkt länger, hat höhere Bioverfügbarkeit) ▪ Thrombozytenaggregationshemmer
→ Acetylsalicylsäure (ASS)	Aspirin®	▪ Zur Primär- und Sekundärprophylaxe bei KHK; Myokardinfarkt, paVK, Hirninfarkten ▪ hemmt Blutgerinnung (Reduktion der Faktoren II, VII, IX, X) NW: ▪ s. Analgetika	▪ Blutungsneigung
→ Phenprocoumon	Falithrom®	NW: ▪ Hämatome, Epistaxis, Einblutungen, Hämaturie	▪ Vorkommen als sekundäre Pflanzenstoffe bzw. synthetische Derivate ▪ Vit.-K-Antagonist
→ Cumarin (Cumarinderivate)	Marcumar®	NW: ▪ sog. Cumarin-Nekrosen	▪ Faktor-Xa-Hemmer ▪ direkte orale Antikoagulantien

Medikamentengruppe → Wirkstoff	(möglicher) Handelsname	Auswirk. auf A | HK | BA | WB	Relevanz für Physiotherapie
Antikoagulantien (Gerinnungshemmer)/ Thrombozytenaggregationshemmer			
DOAK/ NOAK: → Apixaban → Edoxaban → Rivaroxaban	Eliquis® Lixiana® Xarelto®	▪ Indikation vor allem: akuter Myokardinfarkt, ischäm. Schlaganfall, paVK NW: s.o.; ▪ Blutdruck ↓ ▪ Dyspnoe ▪ gastro-intestinale Beschwerden (Diarrhoe)	▪ Thrombozytenaggregationshemmer
→ Clopidogrel	Iscover® Plavix®		
→ Konakion	Konakion MM®	▪ Indikation: schwere und lebensbedrohliche Blutungen ▪ stillt Blutungen, fördert Wundverschluss NW: ▪ gastro-intestinale Beschwerden (Übelkeit, Erbrechen, Diarrhoe) ▪ Kopfschmerzen, Schwindel, Krampfanfälle	▪ Enthält synthetisches Vitamin K ▪ Verhindert Umwandlung von Plasminogen in Plasmin
→ Tranexamsäure		▪ hemmt Fibrinolyse NW: ▪ Vorhofflimmern ▪ Thromboserisiko gegebenenfalls ↑ ▪ gastro-intestinale Beschwerden (Übelkeit, Erbrechen, Diarrhoe) ▪ Sehstörungen	
Analgetika			
Opioide (Wirkstärke in Relation zu Morphin) → Piritramid (0,7) → Pethidin (0,1–0,2) → Fentanyl (100–300) → Buprenorphin (40) → Morphin (1) → Tramadol (0,2) → Tilidin + Naloxon → Sufentanil (500–1000) → Hydromorphon (7,5)	(Grad Sedierung) Dipidolor® (III) Dolantin® (II) Fentanyl® (I) Tem-/ Durogesic® (III) MSI® (III) Tramal® (III) Valoron® Sufenta® Palladon® Jurnista®	▪ schmerzlindernd ▪ Angst ↓ (dosisabhängig) ▪ beruhigend, sedierend NW: ▪ Kreislaufdepression: Blutdruck ↓, HZV ↓ ▪ Bronchospasmus möglich (Piritramid) ▪ Motilität des Gastrointestinaltraktes ↓ → spastische Obstipation (bei Langzeittherapie), gastro-intestinale Beschwerden (Oberbauchschmerzen, Übelkeit, Erbrechen) ▪ vermehrte Schweißsekretion ▪ Verwirrtheit, Somnolenz möglich ▪ Atemdepression! Ausnahme: Tramal®	▪ Mitarbeit des Patienten ist abhängig von Medikament und Dosis. ▪ Einsetzen der Wirkung und Wirkzeitraum beachten! ▪ Veränderte Schmerzgrenze bzw. komplettes Ausschalten des Schmerzes beachten! CAVE: Schutzmechanismen fehlen!
→ Oxycodon (2)	Oxygesic® Targin® (+Naloxon) Ehemals: Eukodal®	▪ Antitussiv ▪ stark schmerzlindernd (Wirkdauer 11–14h Retard) NW: ▪ gastro-intestinale Beschwerden (Übelkeit, Erbrechen, V.a. Obstipation!), Harnretention ▪ Atemdepression ▪ HF ↓, Blutdruck ↓ ▪ Schwindel, Müdigkeit ▪ Euphorie, Halluzinationen	Verzögerte Wahrnehmung von Schmerz und subjektiven Belastungszeichen hohes Abhängigkeitspotenzial!

Medikamentengruppe → Wirkstoff	(möglicher) Handelsname	Auswirk. auf A | HK | BA | WB	Relevanz für Physiotherapie
Analgetika			
Nicht-Opioide **NSAID/ NSAR** nicht steroidale Anti-Rheumatika → Ibuprofen → Diclofenac → Paracetamol → Metamizol → Acetylsalicylsäure (ASS)	 Imbun®, Ibuprofen® Diclac®, Voltaren® Benuron® Novalgin®, Analgin® Aspirin®	NW: ▪ gastro-intestinale Störungen (Magenschmerzen, Erbrechen, Sodbrennen, Ulzera) ▪ möglich: Thrombozytenaggregationshemmung ▪ Schwindel, Kopfschmerz ▪ Bronchospasmus (Paracetamol) ▪ Muskelschmerzen, Zittern ▪ Ototoxizität/ Tinnitus bei höheren Dosierungen	wird auch zur Fiebersenkung eingesetzt Anwendung bei leichten bis mittelschweren Schmerzen
→ Lidocain	Xylocain®	▪ lokal Schmerz betäubend ▪ wirkt am Myokard (reduziert elektrische Erregbarkeit, Leitungsgeschwindigkeit und Kontraktionskraft, wirkt Rhythmusstörungen entgegen) ▪ ZNS-gängig ▪ lindert Brechreiz (bei oralen Interventionen) NW: ▪ Blutdruck ↓↑, HF ↓ (gering negativ inotrop/ chronotrop) ▪ Tremor, Krämpfe, Parästhesien, Sehstörungen ▪ gastro-intestinale Beschwerden (Übelkeit, Erbrechen) ▪ Schwindel, Benommenheit bis Bewusstlosigkeit	Lokalanästhetikum, Antiarrhytmikum **CAVE**: in Akuttherapie nicht mehr als Antiarrhythmikum empfohlen Monitorpflicht zur Überwachung des Herzrhythmus
Sedativa/ Narkotika/ Anästhetika			
→ Ketamin	Ketanest®	▪ Blutdruck ↑, HF ↑, HZV ↑ möglich (Sympathikus ↑) ▪ (myokardialer O_2-Verbrauch ↑) ▪ Cerebrale Vasodilatation → ICP ↑ ▪ Bronchodilatation ▪ Sedierend ▪ Stimmungsaufhellend ▪ Schutzreflexe bleiben erhalten ▪ stark schmerzlindernd NW: ▪ Muskeltonus ↑, Rigidität oder Muskelzittern ▪ Alpträume, Halluzinationen	▪ Trance-Zustand, Augen bleiben geöffnet (dissoziative Anästhesie) ▪ klare und behutsame Kontaktaufnahme

Medikamentengruppe → Wirkstoff	(möglicher) Handelsname	Auswirk. auf A | HK | BA | WB	Relevanz für Physiotherapie
Sedativa/ Narkotika/ Anästhetika			
→ Propofol	Disoprivan®	▪ Atemdepression ▪ Blutdruck ↓ (Blockade des Sympathikus, HF ↓) ▪ sedierend ▪ antiepileptisch NW: ▪ gastro-intestinale Beschwerden (Übelkeit, Erbrechen) ▪ Kopfschmerzen während Aufwachphase Oft benutzt bei Kurznarkosen, z.B. bei Tracheotomie, chirurgischem Verbandswechsel/ Kurzeingriffen	▪ schnell wirksam ▪ schaltet Bewusstsein, jedoch nicht Schmerzempfinden aus! ▪ Ziel-RASS berücksichtigen
→ Midazolam (Benzodiazepin)	Dormicum® Midazolam®	▪ Atemdepression bis Atemstillstand ▪ Blutdruck ↓ (Blockade des Sympathikus) ▪ muskelrelaxierend ▪ Dämpfung des limbischen Systems (Antrieb/ Stimmung/ Affektivität) ▪ anterograde Amnesie, anxiolytisch, entspannend NW: ▪ Delir fördernd (Verwirrtheitszustände, Halluzinationen, Entzugserscheinungen) ▪ motorische Unruhe ▪ Angioödeme ▪ Sehstörungen	▪ Zielsetzung evaluieren, aktivierende Maßnahmen nicht sinnvoll ▪ RASS berücksichtigen
→ Remifentanil (s.a. Opioide)	Ultiva®	▪ Atemdepression bis Atemstillstand (dosisabhängig) ▪ Blutdruck ↓, HF ↓ (Blockade des Sympathikus, Aktivierung des Parasympathikus) ▪ stark schmerzlindernd, sedierend NW: ▪ Muskelrigidität, vor allem Thorax ▪ gastro-intestinale Beschwerden (Übelkeit, Erbrechen, Obstipation) ▪ Schwindel	▪ Sehr kurz wirksames Opioid – wirkt 200x stärker als Morphin
→ Fentanyl (s.a. Opioide)	Fentanyl-Janssen®	▪ Atemdepression bis Atemstillstand ▪ Blutdruck ↓, HF ↓, Herzrhythmusstörungen möglich (Blockade des Sympathikus, Aktivierung des Parasympathikus) ▪ sedierend, schmerzlindernd NW: ▪ Muskelrigidität, vor allem auch der Atemmuskulatur ▪ Somnolenz ▪ Schwindel ▪ Sehstörungen ▪ Schwitzen	**CAVE:** ▪ Thoraxbeweglichkeit ↓ ▪ Hustenreiz zentral gedämpft

Medikamentengruppe → Wirkstoff	(möglicher) Handelsname	Auswirk. auf A | HK | BA | WB	Relevanz für Physiotherapie
Sedativa/ Narkotika/ Anästhetika			
→ Dexmedetomidin l (selektiver Alpha 2-Agonist)	Dexdor®	▪ wirkt sympatolytisch (hemmt Noradrenalinfreisetzung) ▪ zentral sedierend (jedoch nicht tief sedierend) und analgesierend ▪ wirkt nicht atemdepressiv NW: ▪ Vasokonstriktion; Myokardischämie; HF ↓↑; Blutdruck ↓↑ ▪ Hyper-/ Hypoglykämie ▪ gastro-intestinale Beschwerden (Übelkeit, Erbrechen)	▪ HF und Blutdruck sind keine sicheren Belastungszeichen ▪ Pat. sind häufig wach und kompliant
→ Clonidin (s.a. Antihypertonika)	Catapresan® Paracefan®	▪ Blutdruck ↓, HF ↓ (Blockade des Sympathikus) ▪ vegetativ dämpfend ▪ Orthostase bei Lagewechsel ▪ zentral dämpfend: Müdigkeit bis Bewusstseinstrübung ▪ antipsychotisch NW: ▪ gastro-intestinale Beschwerden (Übelkeit, Erbrechen, Obstipation) ▪ Kopfschmerzen → wird bei Entzugserscheinungen eingesetzt	▪ Maßnahmen der medikamentösen Zielsetzung anpassen
→ Isofluran	Sedaconda®	▪ wirkt hypnotisch ▪ muskelrelaxierend ▪ schwach analgetisch ▪ antidepressiv NW: ▪ Blutdruck ↓, Arrhythmien, HF ↑ ▪ Atemdepression, Bronchospasmus ▪ hypermetabolischer Zustand der Skelettmuskulatur → maligne Hyperthermie → Muskelrigidität ▪ Agitation, Delir ▪ Zyanose ▪ gastro-intestinale Beschwerden (Übelkeit, Erbrechen)	▪ ist ein volatiles Inhalationsanästhetikum ▪ wird über den Inspirationsschenkel der Beatmung appliziert ▪ Rückkehr zu Wachheit und kognitiver Erholung tritt zw. 10 und 60 min nach Absetzen ein CAVE: ▪ bei Dekonnektierung strömt Gas in Umgebung!
Sekretolytika			
→ Acetylcystein	ACC®	▪ sekretverflüssigend ▪ wirkt systemisch NW: ▪ HF ↑ Blutdruck ↓ ▪ gastro-intestinale Beschwerden (Bauchschmerz, Übelkeit, Erbrechen) ▪ Kopfschmerzen, Fieber ▪ allergische Reaktionen möglich	▪ Auf Menge und Viskosität von Sputum und Speichel achten und gegebenenfalls Rückmeldung an die Ärzte geben.
→ Ambroxol(-hydrochlorid)	Mucosolvan®	▪ Sekretstau bei gestörter Bronchomotorik möglich! NW: ▪ bei zu rascher intravenöser Gabe: Kopfschmerzen, Müdigkeit, Zerschlagenheit möglich	▪ Absaugung bei insuffizientem Hustenstoß bereithalten ▪ ist in verschiedenen Darreichungsformen erhältlich

Medikamentengruppe → Wirkstoff	(möglicher) Handelsname	Auswirk. auf A | HK | BA | WB	Relevanz für Physiotherapie
Diuretika (werden auch als Antihypertonika eingesetzt)			
→ Furosemid → Torasemid	Lasix® Torem®, Unat®	▪ Atemerleichterung (indirekt), bessere Oxygenierung ▪ Herz-Kreislaufbelastung ↓ ▪ Blutdruck ↓ NW: ▪ Orthostatische Beschwerden ▪ Verwirrtheit, Schläfrigkeit, Herzrhyhmusstörungen ▪ Elektrolytstörungen (K⁺) → Wadenkrämpfe ▪ Kopfschmerzen, Schwindel	**CAVE**: Blutdruck beachten! Flüssigkeitsmangel! ▪ Körperliche Belastung an den jeweiligen Zustand des Patienten anpassen.
Bronchodilatatoren			
→ Theophyllin	Bronchoparat® Euphyllin®	▪ Bronchodilatation ▪ Blutdruck ↓, HF ↑, Arrhythmien ▪ ZVD ↓ ▪ Senkung der Nachlast des rechten Herzens NW: ▪ Kopfschmerzen, Tremor, Unruhe, Schlaflosigkeit, Agitation, Schwindel ▪ gastro-intestinale Beschwerden (Übelkeit, Erbrechen, Diarrhoe)	▪ schnell wirksam ▪ körperliche Belastung an den Zustand des Patienten anpassen. Gegebenenfalls entspannenden Maßnahmen anwenden.
Parasympatholytica			
→ Atropin	Atropinsulfat-Braun®	▪ Bronchospasmolyse ▪ Hemmung der Bronchialsekretion ▪ Hemmung des Paraysmpaticus ▪ HF ↑ ▪ Hemmung der Speichel-, Schleim-, Schweißsekretion → Mundtrockenheit ▪ Pupillenerweiterung NW: ▪ Halluzinationen, Verwirrtheit, Krämpfe, Sprachstörungen bei höheren Dosierungen möglich	▪ Physiotherapie fraglich indiziert.
→ Butylscopolaminium	Buscopan®	▪ Tonus ↓ an glatter Muskulatur (Magen/ Darm/ Galle/ Bronchien/ Uterus) ▪ Blockierung des Parasympathikus NW: ▪ Blutdruck ↓ möglich ▪ gastro-intestinale Beschwerden (Übelkeit, Erbrechen) ▪ Schwindel, Kopfschmerz möglich	Medikamentöse Therapie gegebenenfalls mit physiotherapeutischen Maßnahmen unterstützen
→ Ipratopiumbromid → Oxitropiumbromid → Tiotropium	Atrovent® Ventilat® Spiriva®	▪ Hemmung der Bronchialsekretion ▪ Bronchodilatation NW: ▪ Heiserkeit, Husten ▪ HF ↑, Rhythmusstörungen ▪ gastro-intestinale Beschwerden, Reflux möglich ▪ Unruhe, Zittern	sehr schnell und lange wirksam werden als Spray appliziert
→ Kombinationspräparate	Berodual® Viani®		

Medikamentengruppe → Wirkstoff	(möglicher) Handelsname	Auswirk. auf A | HK | BA | WB	Relevanz für Physiotherapie
Bronchodilatatoren			
Betasympathomimetika Inhalativa: → Salbutamol → Terbutalin → Fenoterol → Formoterol	 Sultanol® Bricanyl® Berotec® Oxin®	▪ Bronchodilatation ▪ Blutdruck ↓, HF ↑ ▪ ZVD ↓ ▪ Senkung der Nachlast des rechten Herzens NW: ▪ vergrößertes Shuntvolumen: pO_2-Abfall → Hyperkapnie ▪ Tachyarrhythmien ▪ Muskelkrämpfe ▪ Tremor ▪ Unruhe	▪ Atemtherapie zwingend notwendig, Expektoration erschwert
Muskelrelaxantien			
zentral angreifend → Baclofen → Tizanidin **periphere** → Rocuroniumbromid → Pancuroniumbromid → Botulinumtoxin Typ A	 Lioresal® Sirdalud® Esmeron® Pancuronium® Botox®	▪ Skelettmuskeltonus ↓ ▪ sedierend NW: ▪ Schwindel, Müdigkeit ▪ gastro-intestinale Beschwerden ▪ Skelettmuskeltonus aufgehoben ▪ Lähmung der Atemmuskulatur ▪ Anaphylaktische Reaktionen ▪ lokal Muskeltonus ↓	▪ verbessertes Bewegungsausmaß bei neurologisch bedingter Tonuserhöhung ▪ wird in der Regel zur Einleitung zur Intubation eingesetzt – Physiotherapie nicht indiziert **CAVE**: fehlender Gelenkschutz! Kein endgradiges passives Bewegen.
Psychopharmaka (Neuroleptika)			
Butyrophenone → Haloperidol → Melporon → Pipamperon **Phenothyazine** → Promethazin → Sulpirid (Neuroleptikum/ Antidepressivum)	 Haldol® Eunerpan® Dipiperon® Atosil® Dogmatil®	▪ stark zentral dämpfend, schlaffördernd ▪ antipsychotisch ▪ antidepressiv NW: ▪ Herzrhythmusstörungen, HF ↑, Blutdruck ↓ ▪ Dyskinesien und extrapyramidale Störungen, Krämpfe, Muskelsteifigkeit, Zittern bei längerer Einnahme ▪ Müdigkeit bis Somnolenz, Verwirrtheit/ Delir ▪ Schlafstörungen ▪ Kopfschmerzen, Schwindel ▪ gastro-intestinale Beschwerden	▪ Beruhigende Wirkung tritt rasch ein, die antipsychotische erst nach Tagen (Haldol) ▪ wechselnde Kooperationsfähigkeit des Patienten – Physiotherapie anpassen

<table>
<tr><th>Medikamentengruppe
→ Wirkstoff</th><th>(möglicher) Handelsname</th><th>Auswirk. auf A | HK | BA | WB</th><th>Relevanz für Physiotherapie</th></tr>
<tr><td colspan="4">Antiepileptika/ Antikonvulsiva</td></tr>
<tr><td>→ Phenytoin
→ Carbamazepin
→ Clonazepam
→ Natriumvalproat
→ Levetirazetam
→ Lamotrigin
→ Rufinamid
→ Lacosamid</td><td>Phenhydan®
Tegretal®
Rivotril®
Orfiril®
Keppra®

Inovelon®
Vimpat®</td><td>▪ krampflösend
▪ schwach sedierend

NW:
▪ Husten
▪ Herzrhythmusstörungen, Asystolie, Blutdruck ↓
▪ Polyneuropathien, Ataxie, Dyskinesien, Tremor, Sensibilitätsstörungen
▪ Schläfrigkeit, Schlafstörungen, Verwirrtheit, Unruhe, Schwindel
▪ Kopfschmerzen, Tinnitus
▪ gastro-intestinale Beschwerden (Übelkeit)
▪ Sehstörungen, Nystagmus</td><td>▪ Physiotherapie und Mobilisation wird bei ausreichendem Medikamentenspiegel möglich

CAVE: keine Physiotherapie im Status epilepticus!</td></tr>
<tr><td colspan="4">Antidepressiva</td></tr>
<tr><td>Trizyklische A.
→ Trimipramin
→ Amitriptylin

Serotonin-re-uptake-Hemmer
→ Citalopram
→ Sertralin</td><td>
Stangyl®
Saroten®

Cipramil®
Zoloft®</td><td>▪ stimmungsaufhellend
▪ angstlösend, beruhigend
▪ schmerzlindernd (z.B. bei Reizdarm)

NW:
▪ HF ↑ (Herzrasen)
▪ kardiotoxisch bis Herzrhythmusstörungen
▪ Blutdruck ↓ (orthostatisch)
▪ Zittern
▪ psychomotorisch aktivierend bis Schlaflosigkeit
▪ manische Reaktionen, Gereiztheit
▪ Abgeschlagenheit, Müdigkeit
▪ Schwindel, Kopfschmerzen, Sehstörungen</td><td>▪ erst nach mehreren Tagen bis zwei Wochen wirksam
▪ steigert Kooperations- und Kontaktfähigkeit des Patienten</td></tr>
<tr><td colspan="4">Parkinsonmedikamente</td></tr>
<tr><td>→ Levodopa (L-Dopa)

→ Amantadin</td><td>Madopar®
(in Kombination mit Benserazid)

Nacom®
(in Kombination mit Carbidopa)

PK-Merz®</td><td>▪ Hemmung von Akinesie, Rigor, Tremor

NW:
▪ othostatische Dysregulation in Kombination mit Antihypertonika möglich
▪ QT-Zeit Verlängerung des Herzens
▪ Störungen im Bewegungsablauf, unkontrollierte Bewegungen, vor allem des Kopfes
▪ übermäßige Tagesmüdigkeit, Schlafattacken, Halluzinationen
▪ mit Behandlungsbeginn innere Unruhe, gelegentlich Verwirrtheitszustände, Entwicklung von Psychosen
▪ Schlafstörungen, Schwindel
▪ gastro-intestinale Beschwerden (Übelkeit, Verdauungsstörungen)</td><td>▪ Physiotherapie wird möglich
▪ flüssigeres Bewegen
▪ Kooperationsfähigkeit ↑

▪ Wechselwirkungen mit Medikamenten für Herzinsuffizienz, mit Antibiotika
▪ wird auch bei Influenza A eingesetzt (verhindert uncoating der Viren)</td></tr>
</table>

Medikamentengruppe → Wirkstoff	(möglicher) Handelsname	Auswirk. auf A | HK | BA | WB	Relevanz für Physiotherapie
Benzodiazepine (Tranquilizer)			
→ Lorazepam → Diazepam → Midazolam → Lormetazepam → Clonazepam	Tavor® Faustan®, Valium® Dormicum® Noctamid® Rivotril®	▪ Muskeltonus ↓ (siehe auch Sedativa) ▪ anxiolytisch ▪ sedierend ▪ antikonvulsiv NW: ▪ Atemfuktionsstörungen ▪ Blutdruck ↓, HF ↓ ▪ Muskelkrämpfe/ Muskelschwäche, Gangunsicherheit, Zittern ▪ paradoxe Reaktionen (vor allem im Alter) möglich, Delir ▪ anterograde/ retrograde Amnesie bei 50% der Patienten ▪ vermindertes Reaktionsvermögen,Konzentrationsstörungen ▪ (Tages-)Müdigkeit bis Schläfrigkeit ▪ Sehstörungen	▪ eingeschränkte Mitarbeit des Patienten ▪ besitzen keine analgetische Wirkung ▪ Hangover-Effekt
Volumentherapie			
→ künstliche Kolloide → Elektrolytlösungen	Voluven® Gelafundin® Dextran®	▪ Auffüllen des Intravasalraumes → (ZVD ↑, Blutdruck ↑, HF ↓) ▪ Vigilanz ↑ ▪ bei Überladung: Atemnot, Herzinsuffizienz ▪ Auffüllen des Extravasalraumes NW: ▪ anaphylaktische/ anaphylaktoide Reaktionen	▪ Mitarbeit und Belastbarkeit des Patienten ↑ ↓ – dementsprechend physiotherapeutische Maßnahmen anpassen
Steroide			
Digitalis-Glykoside → Digitoxin → Methyldigoxin	Digimerck® Lanitop®	▪ HF ↓ (verzögerte AV-Überleitung) ▪ HZV ↑ (positiv inotrop) NW: ▪ CAVE: Rhythmusstörungen ▪ Beeinflussung des N. vagus ▪ ZNS-Störungen ▪ Schwindel ▪ gestörtes Farbsehen ▪ gastrointestinale Störungen	▪ körperliche Belastung anpassen ▪ Monitorangaben beachten

Medikamentengruppe → Wirkstoff	(möglicher) Handelsname	Auswirk. auf A | HK | BA | WB	Relevanz für Physiotherapie
Glucocorticoide			
→ Cortison (körpereigenes Hormon) → Cortisol (synthetisch hergestelltes Hormon)	Hydrocortison®	▪ zur Cortisolsubstitution ▪ Mikrozirkulation ↑ (im Schock) durch verbessertes Ansprechen der Gefäße auf Katecholamine ▪ entzündungshemmend, abschwellend, antiallergisch ▪ unterstützt Katecholamine bei ihrer Wirkentfaltung in der Zelle ▪ Immunsystem ↓ → Infektanfälligkeit ↑ NW: ▪ bei Langzeiteinnahme: Mb. Cushing ▪ Blutdruck ↑ ▪ Osteoporose, Muskelatrophie, Rücken- und Gelenkschmerzen, Ödembildung ▪ Entzündungsreaktionen und Wundheilung gebremst ▪ BZ ↑ ▪ Reizbarkeit bis Depression ▪ Schlaflosigkeit ▪ In Notfallbefhandlung, bei Hirnödem und Asthma Anfall als systemische Anwendung	Bei NN-Insuffizienz → Belastungsgrenzen des Patienten beachten! Cortisol zählt zu den Stresshormonen – starker Anstieg bei Stresssituationen, hat katabole Wirkung (Eiweißabbau) Muskelschwäche ↑ bei Myasthenia gravis **CAVE:** Cortisonhaut
→ Dexamethason	Fortecortin® Urbason® Prednisolon®	NW (s.a.o.): ▪ Blutdruck ↑, Herzversagen, Rhythmussörungen ▪ Krämpfe ▪ Stammfettsucht	langsam wirkendes Glukokortikoid, wirkt 30x stärker als Hydrocortison
Antibiotika			
→ Penicilline → Chinolone → Cephalosporine → Carbapeneme → Makrolide → Glykopeptide → Sonstige	Piperacillin/ Tazobactam Hexal® Ciprofloxazin Bayer Vital® Cefuroxim Fresenius Kabi® Meropenem Hexal® Klacid®, Clarithromyzin Ratiopharm® Vancomyzin (Vancozin®) Gentamyzin (Gernebzin®, Tobramicin®) Linezolid Hexal® Colistin (Diarönt®)	NW: ▪ Kopfsschmerzen, Schwindel ▪ gastro-intestinale Beschwerden (Diarrhoe, Übelkeit, Erbrechen)	Kommen bei ▪ gram-negativen (z.B. E.coli, Klebsiellen, Enterobacter, Serratia, Pseudomonas) bzw. ▪ gram-positiven (z.B.Enterokokken, Pneumokokken, Streptokokken, Listerien, Staph. aureus) Bakterien zur Anwendung

Medikamentengruppe → Wirkstoff	(möglicher) Handelsname	Auswirk. auf A | HK | BA | WB	Relevanz für Physiotherapie
Antidementiva/ Nootropika			
→ Nimodipin	Nimotop®	▪ DB ↑ im Gehirn nach zerebralen Vasospasmen oder Blutungen NW: ▪ HF ↑, Palpitationen, AP-Beschwerden, Blutdruck ↓ ▪ motorische Unruhe ▪ Schwindel, Müdigkeit ▪ Ödeme, Hautrötungen, Wärmegefühl (Flush)	
→ Piracetam	Nootrop®	▪ verbessert Hirnleistungsfunktionen ▪ postanoxische Myoklonien ↓ ▪ postkommotionelle Syndrome mit Kopfschmerz, Schwindel, Gedächtnisstörungen ↓ NW: ▪ Blutdruck ↓ ▪ motorische Unruhe, Antriebssteigerung ▪ Nervosität, Aggressivität, Schlafstörungen, Angststörungen ▪ gastro-intestinale Störungen	
Immunsuppressiva			
→ Glucocorticoide → Hemmstoffe der Calcineurin-Aktivierung → mTor-Inhibitoren → Hemmstoffe der DNA-Biosynthese (Zytostatika) → Antikörper/ Biologicals	s.o. Ciclosporin A, Tacrolimus Sirolimus, Everolimus Cyclophosphamid, Metotrexat Basiliximab Adalimumab	NW: ▪ Blutdruck ↑ ▪ Muskelschwäche ▪ gasto-intestinale Beschwerden (Übelkeit, Erbrechen)	gegebenenfalls besondere hygienische Vorsorgemaßnahmen erforderlich (Umkehrisolation)
Sonstige Medikamente			
→ Melatonin (sowohl ein körpereigenes, als auch synthetisch hergestelltes Hormon)	Circadin®	▪ in der Epiphyse gebildetes Hormon, steuert Tag-Nacht-Rhythmus NW: ▪ Angina pectoris ▪ HF ↑ ▪ Aufmerksamkeitsstörungen, Reizbarkeit, Somnolenz (bis Bewusstlosigkeit), Schwindel, Kopfschmerzen, Migräne möglich	NSAR und Entzündungshemmer können den Melatoninspiegel bei abendlicher Einnahme senken. Kommt auch in der Delirtherapie zum Einsatz.
→ Naloxon	Narcanti®	▪ Medikament gegen Opioid-Überdosierung für eine lebensrettende Behandlung NW: ▪ gastro-intestinale Beschwerden (Übelkeit) ▪ Kopfschmerzen, Schwindel ▪ Blutdruck ↑↓; HF ↑	

Medikamentengruppe → Wirkstoff	(möglicher) Handelsname	Auswirk. auf A | HK | BA | WB	Relevanz für Physiotherapie
Spezielle Infusionslösungen			
→ Mannitol	Mannitol®	▪ forcierte Diurese bei Trauma, Schock, erhöhtem Hirndruck (↓) ▪ Sekretolyse (Begleittherapie bei Mukoviszidose) ▪ Blutdruck ↓ NW: ▪ Krämpfe ▪ Kopfschmerzen, Schwindel	osmotisch wirksam

6. Laborwerte

Laborwerte sind Parameter, die relativ objektive Aussagen über den aktuellen Zustand intensivpflichtiger Patienten vermitteln. Sie sind daher eine wichtige Informationsquelle für Physiotherapeuten.

Der Nutzer findet die gewünschten Angaben zu den Themen:

- Blutgasanalyse,
- Blutbild,
- Gerinnung,
- Myokardmarker,
- Elektrolyte,
- Infektions- und Entzündungsparameter
- Leber- und Nierenfunktion

Der jeweilige Parameter wird mit seinem Referenzwert angegeben. Nicht selten gibt es labortechnische oder hausspezifische Abweichungen. Ebenso können Abweichungen durch die Testhersteller bedingt sein. Die Autoren geben daher die dringende Empfehlung, sich nach den jeweiligen Klinikstandards zu richten.

Auch hier werden, wie in fast allen anderen Tabellen in Spalte drei jeweils der Bezug zu den Organsystemen in der bekannten Farbkodierung aufgezeigt und in Spalte vier die Relevanz für die Physiotherapie.

Parameter	Referenzwerte*	Auswirk. auf A | HK | BA | WB	Relevanz für Physiotherapie
Blutgasanalyse (BGA)			
pO_2 → **paO_2** arterieller O_2-Partialdruck → **SaO_2**	70–100 mmHg >90%	**paO_2 und $pcvO_2$ ↓:** ▪ AF ↑ ▪ anfangs HF ↑ → Blutdruck ↑ ▪ im weiteren Verlauf Blutdruck ↓, HF ↑ → Hypoxie ▪ qualitative Bewusstseinsstörung (agitiert, psychomotorische Unruhe, Halluzinationen) ▪ quantitative Bewusstseinsstörungen (Somnolenz, Sopor, Koma) → im Extremfall cerebrale Hypoxie	▪ körperliche Belastung anpassen und wenn nötig O_2-Gabe während der Behandlung erhöhen ▪ eventuell EzPAP oder NIV einsetzen ▪ atemerleichternde, kreislaufentlastende Maßnahmen ▪ Lagerungstherapie (erhöhter Oberkörper)
→ **$pcvO_2$** zentralvenöser O_2-Partialdruck → **$pvSO_2$** **SvO_2** **$ScvO_2$**	36–44 mmHg 60–70% 70–75% >65%		
pCO_2 → **$paCO_2$** arterieller CO_2-Partialdruck → **$pcvCO_2$** zentralvenöser CO_2-Partialdruck (Messung, falls kein arterieller Zugang vorhanden ist oder für spezielle Berechnungen)	32–46 mmHg 35–50 mmHg	**$paCO_2$ ↓ (Hypokapnie):** ▪ durch Hyperventilation → respiratorische Alkalose → Hyperventilationstetanie → cerebrale Perfusion ↓ → Bewusstseinsverlust ▪ durch metabolische Azidose → siehe pH-Wert **$paCO_2$ ↑ (Hyperkapnie):** ▪ durch Hypoventilation (zentrale Atemstörung, SHT, Schlafmittelvergiftung) → respiratorische Azidose → Bewusstseinseintrübung bis Koma hypercapnicum ▪ durch metabolische Alkalose → siehe pH-Wert	▪ atemerleichternde Lagerung ▪ dosierte Förderung der Exspiration ▪ Entspannungstherapie CAVE: ▪ bei respiratorischer Alkalose **keine** Behandlung, da kritischer Zustand! ▪ bei Erfordernisatmung (Kussmaul-Atmung) Atemtherapie sehr dosiert zur Anbahnung einer physiologischen Atmung einsetzen CAVE: Rücksprache mit Arzt über Ziel einer möglichen Atemtherapie/ Physiotherapie

Parameter	Referenzwerte*	Auswirk. auf A | HK | BA | WB	Relevanz für Physiotherapie
Blutgasanalyse (BGA)			
pH-Wert Säure-Basen-Verhältnis im Blut pH ↓ → Azidose pH ↑ → Alkalose	7,35–7,45 < 7,35 = Azidose > 7,45 = Alkalose	pH ↓ bei metabolische Azidose: ▪ AF ↑ ▪ Hyperventilation (Kussmaul-Atmung als respiratorischer Kompensationsversuch bei chronisch pulmonaler Schädigung) ▪ HF ↑ (später ↓) ▪ Blutdruck ↓ → Kreislaufdekompensation ▪ Bewusstseinsstörung, Koma, Tod pH ↑ bei metabolische Alkalose: ▪ AF ↓ (Hypoventilation) ▪ ventrikuläre Arrhythmien ▪ Blutdruck ↓ → Kreislaufdekompensation ▪ Parästhesien/ Krämpfe/ Tetanie ▪ Bewusstseinseintrübung/ Sopor	▪ atemerleichternde Lagerung ▪ dosierte Förderung der Exspiration ▪ Entspannungstherapie **CAVE:** ▪ bei respiratorischer Alkalose keine Behandlung, da kritischer Zustand! ▪ bei Erfordernisatmung (Kussmaul-Atmung) Atemtherapie sehr dosiert zur Anbahnung einer physiologischen Atmung einsetzen
Bikarbonat Puffer für CO_2 im Blut	22–28 mval/l	HCO_3↓ bei metabolischer Azidose → AF ↑; Blutdruck ↓; HF ↑ HCO_3 ↑ als Langzeitkompensation einer respiratorischen Azidose	**CAVE:** Bei Gabe von Bikarbonat unbedingt Rücksprache mit Arzt über Ziel einer möglichen Atemtherapie/ Physiotherapie
Laktat Endprodukt des anaeroben Kohlenhydratstoffwechsels im Muskel	arteriell 0,5–1,6 mmol/l venös 0,5–2,2 mmol/l	> 2,5 = Ausdruck der Gewebehypoxie einzelner Organe oder des Gesamtorganismus ▪ HF ↑ ▪ Blutdruck ↓ → Kreislaufdekompensation	▪ Bei erhöhten Laktatwerten nur dosierte, niederschwellige Bewegungstherapie ▪ Besonders relevant bei kardiologischen, neurologischen und septischen Patienten **CAVE:** ▪ ärztliche Rücksprache bezüglich körperlicher Belastbarkeit des Patienten (Muskelstoffwechsel)
Glukose Glukose ↑ → Hyperglykämie Glukose ↓→ Hypoglykämie	Norm: 70–110 mg/dl im Blut Hyperglykämie > 120 mg/dl Hypoglykämie < 70 mg/dl	Glukose ↑: ▪ Polyurie → Exsikkose → ▪ Ketoazidose (ketoazidotisches Coma diabeticum) → ▪ Kussmaul-Atmung ▪ HF ↑, Blutdruck ↓ ▪ Antriebslosigkeit, Somnolenz, Sopor, Koma Glukose ↓: ▪ zentrale Atem- und Kreislaufstörungen ▪ HF ↑ ▪ Schwitzen, Doppelbilder, Aphasien ▪ Schwäche, Zittern, Parästhesien, Hemiplegien ▪ psychische Auffälligkeiten → Angst, Verwirrtheit, Aggressivität, Schwindel ▪ Krampfanfälle ▪ Lethargie, Bewusstlosigkeit → hypoglykämischer Schock, Koma, Tod	Glukose kannn erhöht sein, z.B. bei Diabetes mellitus, Bewegungsmangel, Morbus Cushing, Immunsuppression, physischem und psychischem Stress, Leberstoffwechselstörungen, zentralnervösen Störungen (SHT), endokrinologischen Störungen, Diätfehlern, Diuretika ▪ wird i.d.R. über Insulingabe ausgeglichen **CAVE:** ▪ vorsichtig mit körperlicher Belastung

Parameter	Referenzwerte*	Auswirk. auf A | HK | BA | WB	Relevanz für Physiotherapie
Blutgasanalyse (BGA)			
Hb (Kapazität für O_2-Aufnahme und -transport)	Männl.: 14–19 g/dl (8,8–12 mmol/l) Weibl.: 12–17 g/dl (8,6–10,7 mmol/l) Bei Pat. mit kardialer Ischämie: > 9 g/dl (> 5,6 mmol/l)	Hb-Abfall: ▪ AF ↑ ▪ HF ↑, HZV ↑, im Extremfall Kreislaufdekompensation ▪ ausgeprägte orthostatische Beschwerden ▪ körperliche Leistungsfähigkeit ↓	Unterscheidung zwischen chronisch niedrigem Hb-Wert (Anämie) und plötzlichen Hb-Abfall Starker Hb-Abfall ist z.B. bei inneren Blutungen, postoperativ bei großem Blutverlust, post partum, möglich **CAVE**: ▪ Hb-Abfälle sind oft zeitversetzt möglich ▪ bei unklarem Hb-Abfall keine Physiotherapie bis zur Klärung der Ursache **Beachte**: ▪ Kreislaufsituation verstärkt kontrollieren ▪ keine Ausdauerbelastung
Blutbild			
Leukozyten Leukozytose → Leukozytenzahl erhöht Leukopenie → Leukozytenzahl zu niedrig	4.000–10.000/µl < 4.000/µl	▪ reduzierter AZ ▪ Zeichen einer inflammatorischen Reaktion ▪ (infektiös/ nicht infektiös) ▪ Infektionsgefährdung	Leukozytenzahl **erhöht** bei systemischen und lokalen Entzündungen (z.B. Pneumonie), Leukämie Leukozytenzahl **zu niedrig**, z.B. bei Immunsuppression, nach Chemotherapie und bei Knochenmarktransplantation ▪ motorische Belastung anpassen ▪ gutes Monitoring des Kreislaufs erforderlich, da geringe Belastbarkeit ▪ Fokus der Behandlung: Pneumonieprophylaxe
Thrombozyten Thrombozytose → Thrombozytenzahl erhöht Thrombopenie → Thrombozytenzahl zu niedrig	150.000–450.000/µl > 50.000/µl i.d.R. keine Beeinträchtigung der Hämostase < 20.000/µl muss mit schweren Blutungen gerechnet werden	▪ Thromboserisiko ↑ ▪ Blutungsneigung ↑	Thrombozytenzahl **erhöht** bei Gewebsschädigung, Infektionen, Nierenerkrankungen Thrombozytenzahl **zu niedrig** bei Knochenmark- und Milzerkrankungen, Infektionskrankheiten, Knochenmarktransplantation, Sepsis, Schock, HIT (Heparininduzierte Thrombozytopenie), DIC (disseminierte intravasale Koagulation = Verbrauchskoagulopathie) **CAVE**: schnelle Bildung von Hämatomen ▪ Vorsicht mit Gewebetechniken, Klopfungen etc. ▪ motorische Belastung der Kreislaufsituation anpassen

Parameter	Referenzwerte*	Auswirk. auf A | HK | BA | WB	Relevanz für Physiotherapie
Gerinnung			
Quick Thromboplastinzeit → Gerinnungszeit nach Einwirkung von Gewebethrombokinase, Gewebsthromboplastin und Calcium-Ionen = extrinsischer Gerinnungsweg **INR** international normalized ratio, ersetzt Quick	70–130% 0,8–1,2 (ohne Einheit)	Quick ↓ bzw. INR ↑: ▪ Blutungsneigung ↑ Quick ↑ bzw. INR ↓ ▪ erhöhtes Thromboserisiko	**Beachte**: Generell bei allen Gerinnungsstörungen Rücksprache beim Arzt über Ziel einer möglichen Atemtherapie/ Physiotherapie **CAVE**: ▪ Vorsicht mit Gewebetechniken! und Thoraxkompression ▪ Gefahr eines Hämarthrose an allen Gelenken ▪ Gefahr von Thrombosen/ Lungenembolie Gerinnung gestört bei: ▪ Leberfunktionsstörungen ▪ Verbrauchskoagulopathie ▪ Sepsis ▪ Medikamenteninduziert Gerinnungsveränderungen können unter Umständen medizinisch erforderlich sein (Antikoagulationstherapie)
aPTT aktivierte partielle Thromboplastinzeit → Gerinnungsreaktion des intrinsischen Gerinnungsweges	25–35s (in Sekunden gemessen) in Klinik unter Beobachtung 60–90s (unter Heparin und postoperativ)	aPTT ↑: ▪ Blutungsneigung ↑ aPTT ↓: ▪ Thromboserisiko ↑	aPTT ↑: ▪ z.B. bei unfraktionierter Heparingabe (60–100s medizinisch gewollt) ▪ Gefahr der Hämophilie ▪ Gefahr von schweren Leberfunktionsstörungen **CAVE**: Gewebetechniken!
D-Dimere Fibrinspaltprodukt	im Serum < 1 mg/l im Plasma 20–150 µg/l		D-Dimere ↑: ▪ gesteigerte Gerinnung und Abbau von Fibrin ▪ bei Infektionen, Sepsis, Lungenembolie, Verbrauchskoagulopathie (DIC), fibrinolytischer Therapie
Myokardmarker			
CK (Kreatin-Kinase) Summe der organspezifischen Enzyme der Skelett- (CK-MM) und Herzmuskulatur (CK-MB)	< 150 U/l	CK ↑: ▪ HF ↑ ▪ Blutdruck ↓ (bei akutem Myokardinfarkt)	**Beachte**: ▪ Physiotherapie nur nach Rücksprache und konkreter ärztlicher Verordnung ▪ Belastungsgrenzen unbedingt beachten! Hinweis auf: ▪ Untergang von Herz- oder Skelettmuskulatur ▪ ausgedehntes Weichteiltrauma ▪ Rhabdomyolyse (Zerfall von Muskelzellen)
CK MB Isoenzym des Herzmuskels	CK MB < 24 U/l	CK MB↑: ▪ HF ↑ ▪ Blutdruck ↓ (bei Myokardschädigung)	▪ CK MB > 24 U/l Hinweis auf Myokardnekrose oder Z.n. Reanimation

Parameter	Referenzwerte*	Auswirk. auf A | HK | BA | WB	Relevanz für Physiotherapie
Myokardmarker			
Troponin-T **Troponin-I** Strukturproteine des Herzmuskels	< 0,01 µg/l < 0,5 µg/l	Troponin ↑	▪ Kriterium der Myokardschädigung ▪ auch bei septischer Kardiomyopathie ▪ seltener bei Niereninsuffizienz ▪ Rhabdomyolyse ▪ früh reagierender Parameter bei Myokardinfarkt bei entsprechender Klinik (ist unspezifisch)
Myoglobin Roter Muskelfarbstoff, ähnlich Hb, aber mit ↑ Affinität zu O_2	Männl.: < 55 µg/l Weibl.: < 35 µg/l	Myoglobin ↑	
Elektrolyte			
Natrium Maß für den Dehydratationszustand, notwendig für Aufrechterhaltung des osmotischen Drucks der Elektro-homöostase und des Säure-Basen-Haushalts	135–145 mmol/l im Serum	Wichtig für Nerven- und Muskelfunktion (Membranpotential) Na ↓ (akut/ chronisch): ▪ Überwässerung möglich ▪ ICP ↑; cerebrale Hypoxie ▪ Kopfschmerzen; Agitiertheit, Desorientiertheit; Krampfanfälle ▪ Vigilanzminderung, Apathie bis Koma ▪ Krämpfe ▪ gastro-intestinale Beschwerden	▪ Veränderungen der Na-Werte bei Störungen im H_2O-Haushalt ▪ Na-Verlust der Niere ▪ regulativ bei neuroendokriner Aktivierung ▪ Verbrennungen ▪ Herzinsuffizienz ▪ bei starken Durchfällen, Erbrechen ▪ cerebrales Salzverlustsyndrom **Beachte:** ▪ Vorsicht mit entstauenden Maßnahmen
		Na ↑: ▪ Exsikkose ▪ Durstgefühl ▪ Vigilanzstörungen: Unruhe, Agitiertheit, Lethargie, Koma ▪ Faszikulationen, Hyperreflexie, Krämpfe	▪ Niereninsuffizienz ▪ Diabetes insipidus ▪ Diuretikagabe ▪ endokrinologische Störungen des Salzhaushaltes ▪ übermäßige Kochsalzzufuhr **Beachte:** ▪ keine Maßnahmen zur Entstauung
Kalium Notwendig für Aufrechterhaltung des osmotischen Drucks der Elektro-homöostase und Säure-Basen-Haus-halts	3,5–5,5 mmol/l im Serum	K ↑: ▪ Bradykardie, Arrhythmie → Herzstillstand	▪ bei Niereninsuffizienz ▪ bei Durchfällen, Erbrechen, Schock ▪ Herz-/ Kreislaufinsuffizienz **Beachte:** ▪ Physiotherapie nur nach Rücksprache und konkreter ärztlicher Verordnung ▪ Belastungsgrenzen unbedingt beachten ▪ bei Behandlung unbedingt auf EKG achten
		K ↓: ▪ Tachykardie/ Tachyarrhythmie/ Vorhof- u./ o. Kammerflimmern ▪ Schwäche, Krämpfe, Paralyse an quergestreifter Muskulatur	

Parameter	Referenzwerte*	Auswirk. auf A | HK | BA | WB	Relevanz für Physiotherapie
Elektrolyte			
Phosphat Phosphor ist eines der am reichlichsten vorhandenen Elemente im menschlichen Körper. Der größte Anteil von Phosphor liegt im Komplex mit Sauerstoff als Phosphat vor. Phosphat ist für den aeroben und anaeroben Stoffwechsel von Bedeutung.	2,5–4,5 mg/dl (0,81–1,45 mmol/l)	Hyperphosphatämie: ↑ > 4,5 mg/dl (> 1,45 mmol/l): ▪ Hypokalzämie ▪ Tetanie ▪ Weichgewebskalzifikation ▪ vaskuläre Verkalkungen	Ursache ist eine verminderte renale Ausscheidung von Phosphat bei: ▪ Niereninsuffizienz ▪ Hypoparathyreoidismus ▪ diabetische Ketoazidose ▪ schweren Quetschverletzungen ▪ nichttraumatischer Rhabdomyolyse ▪ überwältigenden systemischen Infektionen ▪ Granulomatose
		Hypophosphatämie: ↓ < 2,5 mg/dl (< 0,81 mmol/l) ▪ Anorexie ▪ Muskelschwäche ▪ Osteomalazie ▪ Progressive Enzephalopathie ▪ Rhabdomyolyse ▪ neuromuskulären Störungen ▪ Krampfanfälle ▪ Koma	Ursachen ist eine übermäßige Ausscheidung von Phosphat bei: ▪ in der Erholungsphase einer diabetischen Ketoazidose ▪ Alkoholmissbrauch ▪ bei schweren Verbrennungen ▪ totaler parenteraler Ernährung (TPE) ▪ bei Rückkehr zur normalen Ernährung nach längerer Mangelernährung ▪ bei langanhaltender Diarrhoe ▪ bei schwerer respiratorischer Alkalose **Beachte:** Bei akuter Hyper- bzw. Hypophosphatämie unbedingt Rücksprache mit dem Arzt über die zumutbare muskuläre und respiratorische Belastung halten.
Infektions- und Entzündungsparameter			
PCT (Procalcitonin) Akuter, empfindlicher Infektionsparameter	< 0,2 ng/ml im Serum	Infektionsparameter – erhöht bei (schweren) Infektionen und Sepsis	**Beachte:** ▪ bei signifikantem Anstieg ärztliche Rücksprache, wie weit Patient belastet werden darf ▪ keine endgradigen Bewegungen, da Gefahr der Ossifikation ▪ alle Maßnahmen niedrig dosieren **CAVE:** ▪ kein Atemmuskeltraining ▪ Atemtherapie ja, aber Belastung sehr dosiert ▪ Belastung Zwerchfell beachten
IL6 (Interleukin 6)	< 0,5 pg/ml im Serum	Entzündungsparameter – erhöht unter anderem bei Infektionen, Sepsis, Autoimmunerkrankungen, Lymphomen Dient als Parameter zur kurzzeitigen Kontrolle hochakuter Infektionen und Gewebeschädigungen Reagiert ▪ auf infektiöse Entzündungsprozesse wie Sepsis und SIRS ▪ auf nicht-infektiöse Gewebeschädigungen (Ischämie)	
CRP (C-reaktives Protein) Protrahierter Entzündungsparameter	< 0,5 mg/dl im Serum	Akutphaseprotein, Folgeprodukt der Entzündungsreaktion auf jede Art von Noxe	
Leukozyten	siehe Blutbild		

Parameter	Referenzwerte*	Auswirk. auf A | HK | BA | WB	Relevanz für Physiotherapie
Leber- und Nierenfunktionsstörungen			
Ammoniak Endprodukt des Aminosäurenstoffwechsels in der Leber, Parameter für die Leberfunktion	11–35 µmol/l im Plasma	Ammoniak ↑: ▪ hepatische Enzephalopathien ▪ Vigilanzstörungen (Somnolenz, Sopor, Koma)	bei Pfortaderthrombose, Leberzirrhose, Hepatitis, nach LTX (postoperativ) **Beachte:** ▪ Belastung anpassen ▪ Einsatz von Atemhilfen kann hilfreich sein ▪ Wahrnehmung ist verändert bei hohem Ammoniak
Harnpflichtige Substanzen			
→ **Harnstoff** Endprodukt des Eiweißstoffwechsels, in der Leber gebildet, über die Niere ausgeschieden	2,0–8,0 mmol/l oder 10–55 mg/dl	Harnstoff ↑: ▪ Juckreiz → motorische Unruhe ▪ Müdigkeit ▪ Vigilanzstörung bis Koma	▪ erhöht bei Niereninsuffizienz ▪ Katabolie (Fieber, Hunger, mangelnde Belastung) ▪ Hypovolämie **Beachte:** ▪ Belastung an den AZ anpassen
→ **Kreatinin** Abbauprodukt der Säure Kreatin, die den Muskel mit Energie versorgt	0,5–1,2 mg/dl	Kreatinin ↑ ▪ Müdigkeit ▪ Ödeme an Füßen und Augen ▪ Konzentrationsschwierigkeiten	▪ Zeichen der Katabolie ▪ Zeichen einer Niereninsuffizienz ▪ Verletzung der Muskulatur ▪ Muskeldystrophie **Beachte:** ▪ Patienten sind evtl. dialysepflichtig ▪ Lage von Shaldonkatheter/ Shunt berücksichtigen.
→ **Harnsäure** Abbauprodukt von Nukleinsäuren	2,5–7,1 mg/dl oder 150–420 µmol/l	Harnsäure ↑	▪ akuter Gichtanfall → Schmerzen möglich

* Werte differieren je nach Klinik, abhängig von Laborgeräten und Testherstellern

7. Hilfsmittel

Die Hilfsmittel umfassende Tabelle gibt eine kurze Übersicht über Geräte und Arbeitsmittel, die idealerweise zur Unterstützung der physiotherapeutischen Arbeit zur Verfügung stehen. Es sind jene, die am häufigsten zum Einsatz kommen. Spannend ist zu beobachten, wie die Weiterentwicklung von robotergestützen Assistenzsystemen in den nächsten Jahren die therapeutischen Maßnahmen unterstützten kann. Die Autoren sind sich jedoch bewusst, dass der Markt eine Vielzahl weiterer Geräte zur Verfügung stellt und dass hausinterne Prioritäten in Abhängigkeit vom Budget und den Erfahrungen der Therapeuten in der Beschaffung und im Einsatz der Hilfsmittel eine entscheidende Rolle spielen.

Die Untergliederung erfolgte in Hilfsmittel zur Unterstützung der

- Atmung,
- Mobilität und Aktivität,
- Lagerung und
- Kommunikation.

In Spalte zwei der Tabelle findet der Leser, was bei der Nutzung zu beachten ist. In Spalte drei wird versucht, den etwaigen Einfluss auf die bekannten Organsysteme darzustellen. Spalte vier stellt wiederum den Bezug/ Relevanz als ergänzende/ unterstützende Maßnahme zur Physiotherapie her. Einige der Hilfsmittel eignen sich durchaus zu eigenaktivem Trainieren des Patienten. Durch effektive Wiederholungen und optimierte Durchführung kann bereits in einer frühen Phase ein gewisser Trainingseffekt erzielt werden.

Die Autoren weisen ausdrücklich darauf hin, dass bei jeglicher Anwendung von Geräten und Hilfsmitteln am Patienten das Medizin-Produkte-Gesetz sowie die Hygienevorschriften zu beachten sind. Die Handhabung der Hilfsgeräte sollte bekannt und geübt sein. Die Desinfektionsrichtlinien für die verschiedenen Materialien sind zu beachten (Oberflächendesinfektion).

Hilfsmittel	zu beachten	Auswirk. auf A | HK | BA | WB	Relevanz für Physiotherapie
Atmung/ Atemtherapie			
O_2-Brille, O_2-Hut, O_2-Maske mit Reservoirbeutel (O_2-Gabe nach Bedarf)	Positionierung	▪ verbessertes O_2-Angebot ▪ Kommunikation erschwert ▪ Sehen und Hören eingeschränkt	▪ atemanregende Maßnahmen ▪ Herz-/ Kreislaufbelastung anpassen ▪ Blickkontakt
IPPB-Geräte (Intermittend positive pressure breathing) mit Mundstück, Maske oder Tubusadapter	Einweisung nach Medizinproduktegesetz notwendig! ▪ Anschlüsse prüfen ▪ geschlossenes System ▪ Beigabe von O_2 geräteabhängig möglich ▪ Compliance des Patienten notwendig ▪ individuelle Einstellung für Patienten ermitteln ▪ Anschluss an Trachealkanüle möglich ▪ auf ärztliche Anordnung auch mit Sekretolytika möglich	▪ Verbesserung der Ventilation und Atemvertiefung ▪ Erleichterung der Atemarbeit ▪ Sekretmobilisation durch Bronchialkaliberschwankungen	▪ ergänzt die aktive Atemtherapie ▪ Patient wird zum Selbstüben angeleitet ▪ beachte ASTE (entspannt, Oberkörper erhöht) **CAVE:** bei künstlichem Atemwegszugang oder wenn intrapulmonale Druckerhöhungen vermieden werden sollen, z.B. nach Lungenteilresektion oder bei Ventil-/ Spannungspneumothorax, Spontanpneumothorax, globaler Herzinsuffizienz nur nach Rücksprache mit dem Arzt ▪ nicht bei Tracheomalazie ▪ Lungenemphysem (ärztlich abklären)
EzPAP (easy positive airway pressure) Mit Mundstück, Maske oder Tubusadapter	▪ Anschlüsse prüfen ▪ Anschluss an O_2 oder Druckluft möglich ▪ Flowmeter notwendig ▪ Compliance des Patienten notwendig ▪ kompletter Mundschluss notwendig ▪ individuelle Einstellung für Patienten ermitteln ▪ Anschluss an Trachealkanüle möglich	▪ verstärkt die Rekrutierung verschlossener Atemwege und öffnet atelektatische Lungenareale ▪ Erleichterung der Atemarbeit ▪ Verbesserung der Ventilation und Atemvertiefung ▪ Steigerung der Compliance/ Förderung der Bronchialhygiene	▪ ergänzt die aktive Atemtherapie ▪ Patient wird zum Selbstüben angeleitet ▪ beachte ASTE (entspannt, Oberkörper erhöht) ▪ auch möglich bei Patienten, die auf Grund von Schmerzen oder der Schwere Ihrer Erkrankung kein aktives Atemtraining durchführen können ▪ subjektive und objektive Erschöpfungszeichen beachten! ▪ keine intrathorakale Druckerhöhung, da flowgesteuerter Einsatz auch möglich, wenn IPPB kontraindiziert ist ▪ bei Anschluss an Trachealkanüle Rücksprache mit Arzt erforderlich; Patienten nur unter Aufsicht trainieren lassen

Hilfsmittel	zu beachten	Auswirk. auf A | HK | BA | WB	Relevanz für Physiotherapie
Atmung/ Atemtherapie			
SMI-Trainer z.B. Coach®, Mediflo® Mediflo Duo® (kann auch als PEP-Gerät verwendet werden)	▪ korrekte Anleitung des Patienten ▪ Adapter für Trachealkanülen erhältlich ▪ Bei einigen Geräten O_2-Beimengungen möglich	▪ Residualvolumen ↑durch endinspiratorische Rekrutierung von Alveolen ▪ trainiert Einatemmuskulatur	▪ ergänzt die aktive Atemtherapie ▪ fördert Eigenaktivität und Eigenverantwortung ▪ bei Nutzung mit Trachealkanüle Ausatemventil erforderlich
PEP-Geräte mit Oszillation: z.B. VRP1 Desitin® (Flutter), GeloMuc®, Cornet®, Acapella® ohne Oszillation: z.B. Y-Stück (Bad Oeynhauser Pfeifchen), BA-Tube®	▪ Hygienevorschrift einhalten ▪ Ausatemwiderstand an Kraft des Patienten anpassen ▪ vollständiger Mundschluss erforderlich	▪ fördert Sekretolyse ▪ verhindert Bronchialkollaps (hält Atemwege offen)	▪ ergänzend zur aktiven Atemtherapie ▪ fördert Eigenaktivität und Eigenverantwortung ▪ ASTE beachten (siehe IPPB)
IMT-Geräte z.B. Threshold®, Powerbreathe®	▪ intakte neuromuskuläre Funktion der Atemmuskulatur notwendig	▪ aktives Atemmuskeltraining, besonders des Zwerchfells ▪ exzentrische/ konzentrische Muskelarbeit ▪ Herz-Kreislauf belastend	▪ Trainingswirkung wird über Superkompensation erreicht (Dauer, Wiederholungen) CAVE: Belastung des Patienten richtig einschätzen
Percussionsgeräte IPUP (intrapulmonale percussion): Solvet®	▪ Totraum gering halten ▪ individuelle Einstellung für Patienten ermitteln ▪ auf ärztliche Anordnung auch mit Sekretolytika möglich	▪ fördert Sekretolyse und Sekrettransport ▪ keine intrapulmonale Druckerhöhung	▪ ergänzend zur aktiven Atemtherapie
Cough Assist® mechanisches Insufflations- und Exsufflationsgerät, für Patienten, die muskulär nicht in der Lage sind zu husten	▪ Einweisung nach Medizinproduktegesetz notwendig ▪ individuelle Technik (manuell oder automatisch) ▪ Totraum möglichst geringhalten	▪ Sekrettransport und Sekretelimination ▪ unterstützt Hustenstoß	▪ unterstützend zur Sekretelimination
Vernebler	▪ Positionierung ▪ Beigabe von Sekretolytica möglich	▪ Befeuchtung der oberen Atemwege ▪ Veränderung der Viskosität des Sekrets	▪ Atemtherapie/ Physiotherapie sinnvoll nach Vernebelung
Totraumvergrößerer z.B. nach Giebel, Spirotiger®	▪ Totraum an kardiopulmonale Belastbarkeit anpassen ▪ wenn nötig Nasenklemme ▪ Herzbelastung	▪ Zwerchfellaktivierung ▪ Sekrettransport durch vertiefte Atemzüge	▪ Länge des Atemrohrs und Anzahl der Atemzüge je nach Therapieziel (Atemvertiefung oder Sekrettransport) wählen CAVE: ▪ nicht bei Hypoxie ▪ nicht wenn ein CO_2-Anstieg vermieden werden soll (Wirkung auf Hirndruck) ▪ nicht bei erhöhtem Hirndruck ▪ nicht mit einer Atemfrequenz >24 ▪ nicht bei Status asthmaticus
Vibrierende großflächige Massagegeräte z.B. Vibrax®, Vibromat®	▪ keine direkte sekretlösende Wirkung da Massagegerät ▪ viele Geräte habe keine Zulassung für die Klinik	▪ indirekter Einfluss auf Atmung durch Entspannung der oberflächlichen Thoraxmuskulatur ▪ kinästhetisch-taktile Reize	▪ kann unterstützend zur Atemtherapie eingesetzt werden im Sinne der Entspannung und Detonisierung

Hilfsmittel	zu beachten	Auswirk. auf A | HK | BA | WB	Relevanz für Physiotherapie
Aktivität und Mobilisation			
Armtrainer, Bett-, Sitzfahrrad ▪ mechanisch ▪ elektrisch	Einweisung bei elektrischen Geräten nach Medizinproduktegesetz notwendig! ▪ stabiler, sicherer Stand des Gerätes ▪ an Körperlängen anpassen ▪ Widerstand/ Geschwindigkeit anpassen ▪ individuelle Einstellung für Patienten ermitteln ▪ Polsterung zur Vermeidung von Druckschäden	▪ Aktivierung des Kreislaufs ▪ Förderung der kardiopulmonalen Leistungsfähigkeit ▪ Rückstromförderung ▪ aktive und passive Bewegung der Extremitäten ▪ Reiz auf die Propriozeptoren der Gelenke ▪ Muskelkräftigung ▪ Tonusregulierung ▪ Förderung der Wahrnehmung	▪ ergänzend zur Physiotherapie ▪ Eigentraining je nach Geräteeinstellung ▪ muskuläres Aufbautraining ▪ fördert Eigenverantwortung ▪ fördert Motivation CAVE: ▪ Herzinsuffizienz
Fußtreter ▪ mechanisch ▪ elektrisch	▪ sicherer Stand des Gerätes ▪ rutschfeste Unterlage	▪ Aktivierung des Kreislaufs ▪ Förderung der kardiopulmonalen Leistungsfähigkeit ▪ Rückstromförderung, Thromboseprophylaxe ▪ aktive und passive Bewegung der Sprunggelenke ▪ Muskelkräftigung ▪ Tonusregulierung ▪ Förderung der Wahrnehmung	▪ Gerät ist im Sitzen (im Stuhl oder im Bett) einsetzbar. ▪ Eigentraining ▪ ergänzend zur Physiotherapie ▪ fördert Eigenverantwortung
Kleingeräte	▪ Hautbeschaffenheit des Patienten beachten ▪ Hygienevorschriften beachten	▪ Förderung der Wahrnehmung ▪ Muskelkräftigung ▪ Muskeltonus	▪ Eigentraining ▪ Ergänzung zur Physiotherapie ▪ Förderung der Eigenverantwortung ▪ spielerisches Umsetzen
Elektrotherapie/ EMS	▪ Hautbeschaffenheit des Patienten beachten	▪ Stimulation/ Aktivierung der Muskulatur bis in die tiefe Muskulatur ▪ gelenkschonend ▪ Förderung der Wahrnehmung	▪ ergänzend zur Physiotherapie CAVE: entzündliche Prozesse, Stents, Bypässe, Herzschrittmacher, Implantate, Sensitivitätsstörung
Motor-Bewegungsschiene CPM = continuous passive motion	▪ Einweisung nach Medizinproduktegesetz notwendig! ▪ Einstellung der Schiene im freigegebenen Bewegungsausmaß ▪ Geschwindigkeit nach Indikation CAVE: ▪ Auflagedruck ▪ funktionelle und korrekte Lagerung (Drehpunkt, Beinachsen, Oberschenkel-Umfang)	▪ Verbesserung der Gelenkbeweglichkeit ▪ Verbesserung der Gleitfähigkeit von Muskel- und Nervenstrukturen ▪ Tonusregulierung ▪ Erhalt/ Verbesserung des Bewegungsausmaßes (ROM)	▪ ergänzend zur Physiotherapie
Bettleiter (Strickleiter)	▪ korrekte Handhabung ▪ bei Patienten mit einer Sternotomie nur bilateraler Einsatz, um Scherkräfte auf das Sternum zu vermeiden ▪ kontraindiziert bei Rippenserienfrakturen, Wirbelsäulenverletzungen		▪ fördert Selbständigkeit des Patienten CAVE: ausreichende Muskelkraft und neurologischen Status beachten
Lifter	Einweisung nach Medizinproduktegesetz notwendig! ▪ vor Gebrauch am Patienten Funktion testen	▪ orthostatische Beschwerden durch Lagewechsel möglich	▪ erleichtert Transfer bei inaktiven Patienten ▪ verhindert die Eigenaktivität des Patienten ▪ schneller Rücktransfer im Notfall möglich ▪ kann zum Wahrnehmungstraining und zur vestibulären Stimulation eingesetzt werden CAVE: positive oder negative Beeinflussung von Schmerz, Angst, Stress und Muskeltonus möglich

Hilfsmittel	zu beachten	Auswirk. auf A | HK | BA | WB	Relevanz für Physiotherapie
Aktivität und Mobilisation			
Umsetzhilfen (z.B. Rutschbrett, Drehscheibe)	▪ dem Patienten je nach Therapieziel entsprechendes Schuhwerk anziehen ▪ Patient sichern	▪ orthostatische Beschwerden durch Lagewechsel möglich	▪ erleichtert Frühmobilisation ▪ erleichtert Transfers
(Auf-) Stehhilfen/ Stehbrett/ Stehtisch/ Stehpult **Thekla**®	▪ Einweisung nach Medizinproduktegesetz notwendig! ▪ stabiler, sicherer Stand des Gerätes ▪ Sicherung des Patienten ▪ schon während des Vertikalisierens Blutdruck und Kreislaufzeichen beachten ▪ gegebenenfalls Antithrombosestrümpfe/ Beine wickeln, wegen orthostatischer Reaktionen ▪ dem Patienten je nach Therapiezielentsprechendes Schuhwerk anziehen ▪ optional Vibrationsmodul integriert	▪ Erleichterung der Zwerchfellaktivität ▪ Kreislauftraining ▪ Orthostase ▪ Tonusregulierung ▪ Osteoporoseprophylaxe ▪ Veränderung der Körper- und Umweltwahrnehmung	▪ Aktivitäten im gesicherten Stand möglich ▪ Vertikalisierung wichtig für Atmung, Wahrnehmung, Funktionstraining, Kreislauf-Training ▪ Stützaktivität kann angebahnt werden ▪ Dauer, Intensität und Bewegungsrichtung der Vibration individuell einstellen, Kontraindikationen beachten* **CAVE**: Kontraindikationen: frische Knochenbrüche, Thromboserisiko, Stents, Bypässe, Schrittmacher, Metallimplantate
Gehwagen/ Rollator	▪ Bremsen prüfen ▪ korrekte Höheneinstellung ▪ Sicherung des Patienten ▪ Sturzgefahr ▪ Vitalparameter des Patienten müssen stabil genug sein, um notfalls vorübergehend ohne Monitoring auszukommen	▪ Aktivierung des Kreislaufs ▪ Förderung der kardiopulmonalen Leistungsfähigkeit ▪ Rückstromförderung ▪ aktive Mobilisation der Gelenke ▪ Muskelkräftigung ▪ Tonusregulierung ▪ Förderung der Wahrnehmung ▪ erhöht das Sicherheitsgefühl des Patienten	▪ ermöglicht Gehtraining ▪ muskuläres Aufbautraining ▪ kann auch als Stehhilfe eingesetzt werden ▪ erleichtert Arbeit für Patient und Physiotherapie ▪ Gleichgewichtsreaktionen werden nicht geschult
Lagerung und Mobilisierung			
Spezielle **Pflegebetten** und Matratzen/ Auflageflächen	Einweisung nach Medizinproduktegesetz notwendig für Bettenbedienung sowie Einsatz des Reanimationshebels im Notfall	▪ Verminderte Atemmechanik ▪ verminderte Motorik, da Auflagedruck niedrig ▪ sensorische Wahrnehmung extrem reduziert ▪ gestörtes Körperschema	▪ Auflagedruck zur Behandlung auf „Maximum“ stellen ▪ atemfördernde Maßnahmen wirken nur reduziert ▪ Wahrnehmungsschulung wichtig ▪ so früh wie möglich auf „normale“ Matratze wechseln
Rollstuhl, Rehastuhl, z.B. Arne®, **Norbert**® **Thekla**®: als Stuhl und Stehbrett einsetzbar	▪ gegebenenfalls Größe an Körpermaße des Patienten anpassen ▪ Luft in Reifen prüfen ▪ Bremsen prüfen ▪ vor Gebrauch Akku überprüfen ▪ Patient sichern ▪ optional mit Vibrationsmodul* (Mobilizer von rehamedi)	▪ atemerleichternd ▪ Kreislauftraining ▪ orthostatische Beschwerden möglich ▪ Aktivität ↑, Bewegungsantrieb ↑ ▪ Tonusregulierung ▪ Vigilanz ↑und positive Wirkung auf die Psyche	▪ atemerleichternde ASTE z.B. aufrechter Sitz ▪ Patient wacher ▪ Atemtherapie effektiver ▪ Eigenaktivität ↑
Bett als Therapiegerät: ▪ Herzbett ▪ Stehbett ▪ Spezialbetten z.B. Schwenkbett	▪ Sicherung des Patienten durch Lagerungsmaterial, Querbettgurte, Bettgitter ▪ Bei Spezialbetten Einweisung nach Medizinproduktegesetz notwendig! *Schwenkbett:* Patienten sind in der Regel sediert	*Herzbett:* ähnlich wie Rollstuhl, Mobilizer, Therapiesessel *Stehbett:* ▪ Erleichterung der Zwerchfellaktivität ▪ Kreislauftraining ▪ Förderung der Stützaktivität ▪ Veränderung der Körper- und Umweltwahrnehmung *Schwenkbett:* ▪ Verbesserung des Ventilations-/ Perfusionsverhältnisses ▪ Dekubitusprophylaxe	Blutdruck beachten *Herzbett:* Alternative zum Rollstuhl, Mobilizer, Therapiesessel bei Patienten mit geringerer kardiopulmonaler Belastbarkeit **CAVE**: bei geblähtem Abdomen Herzbettposition anpassen (Hüftbeugung ↓)

Hilfsmittel	zu beachten	Auswirk. auf A | HK | BA | WB	Relevanz für Physiotherapie
Lagerung und Mobilisierung			
Lagerungsmaterial	▪ Material dem Ziel anpassen ▪ reduzieren bei erhöhter Temperatur ▪ Spontanaktivität nicht einschränken	▪ Atemerleichterung ▪ Dekubitusprophylaxe ▪ Rückflussförderung ▪ Vermeidung von unphysiologischen Belastungen auf Gelenke, Muskeln und Nerven ▪ Tonusregulierung ▪ behindert Eigenaktivität ▪ Verbesserung der Körperwahrnehmung	▪ Lagerung je nach Therapieziel einsetzen **Beachte:** Lagerungsmaterial darf die Zu- und Abgänge nicht behindern
Schienen, Manschetten, Tapes, Orthesen, Zügel	▪ Gebrauchsanweisung beachten ▪ korrektes Anlegen ▪ korrekte Größe ▪ 24h-Management ▪ Polsterung zum Vermeiden von Druckschäden	▪ Ödemreduktion ▪ Ruhigstellung ▪ Stabilität für Gelenke ▪ Sicherung und Stabilität der Gelenke beim Stehen und Gehen ▪ Tonusregulierung ▪ Kontrakturprophylaxe ▪ Schmerzreduktion	Wahl der Versorgung ist von der Indikation abhängig ▪ erleichtert Mobilisation ▪ Sturzprophylaxe
Fixierung	▪ Hautläsionen vermeiden ▪ starken Zug vermeiden ▪ Kontrolle von Ödemen CAVE: Beachte Gelenkstellungen und Scherkräfte	▪ zum Eigenschutz des Patienten ▪ kann Angst fördern oder Panik auslösen	▪ hemmt Eigenaktivität ▪ wenn erlaubt, Fixierung während der Behandlung lösen, Patient über Sinn der Fixierung aufklären und beruhigen
Wärmedecke **Kühldecke**	Temperatur des Patienten	Temperatur erniedrigt → Durchblutung peripher ↓, HF ↓, Stoffwechsel ↓ Temperatur erhöht → Durchblutung peripher ↑, HF ↑, Stoffwechsel ↑	▪ Behandlung nur nach ärztlicher Rücksprache ▪ Patienten zur Behandlung nur kurz oder nur teilweise aufdecken.
Kommunikation			
Kommunikationshilfen z.B. Schreibtafel, Symboltafel, Buchstabentafel, Tablet	▪ Sprachverständnis berücksichtigen (z.B. Muttersprache, kognitive Fähigkeiten, Aphasie) ▪ Compliance berücksichtigen ▪ an Sehhilfe und Hörgerät denken	▪ fördert Spontanmotorik ▪ fördert Koordination ▪ fördert Aufmerksamkeit und Konzentration ▪ positive Wirkung auf die Psyche	▪ erleichtert Kommunikation während der Behandlung ▪ erfordert Geduld von Therapeuten und Patient

* Vibrationstraining:
Die Wahl der Trainingsfrequenz hat einen unmittelbaren Einfluss auf die Wirkung des Vibrationstrainings. Es werden 3 Bereiche unterteilt:
- Niedrige Frequenzen (3–9 Hz), hier kommt es zu spontanen Kontraktionen und Entspannungen der Muskulatur.
- Mittlere Frequenzen (10–19 Hz) hier wird voranging die Muskelfunktion und Koordination trainiert.
- Hohe Frequenzen (20–36 Hz) in diesem Bereich kommt es zur Verbesserung der inter- und intramuskulären Koordination, Muskelkraftaufbau und Knochenstärkung.

Kontraindikationen sind: entzündliche Prozesse, Knochenfrakturen (Phase 1), Stents, Bypässe, Implantate, Tragen von Schrittmacher, Embolierisiko, Schwangerschaft, Glaskörperimplantate am Auge.

II. Befunderhebung

Marie-Isabel von Schweinitz und Kathrin Stöver

Vorbemerkung

Der zweite Teil des „Manuals für Physiotherapeuten in der Intensivmedizin" befasst sich mit dem Thema Befunderhebung bei intensivpflichtigen Patienten bzw. Patienten auf Intermediate Care Stationen, Weaning Stationen, Stroke oder Heart Failure Units.

Die Autoren haben die wichtigsten Assessments, Scores, bzw. standardisierten Test-, Mess- und Beurteilungsverfahren für die bereits in Teil I als Schwerpunkte physiotherapeutischen Wirkens definierten Bereiche Atmung, Herz-Kreislaufsystem, Motorik und Wahrnehmung aufgeführt. Zudem beinhaltet dieser Teil eine Zusammenstellung relevanter klassischer physiotherapeutischer Befundparameter.

Es wird deutlich, dass die Befunderhebung bei diesen Patienten einerseits auf Werten bzw. Aussagen basieren, die Geräte, wie z.B. Monitor oder Respirator, liefern. Andererseits stehen validierte Scores sowie Assessments zur Verfügung, die im klassischen physiotherapeutischen Befundspektrum nicht enthalten sind. In der Addition mit den rein physiotherapeutischen Befundkriterien ergibt sich ein sehr komplexes und aussagekräftiges Bild über den aktuellen Zustand des intensiv- bzw. überwachungspflichtigen Patienten.

Selbstverständlich fließen Anamnese, spezifische ärztliche Diagnostik und deren Ergebnisse sowie Beatmungs- und Weaningprotokolle oder andere Verlaufsdokumentationen in die Befunderhebung ein. In der vorliegenden Neuauflage werden weitere, allgemeine und nicht organsystembezogene Assessments und Scores aufgeführt, die Aussagen unter anderem über

- den aktuellen Zustand,
- die Überlebenswahrscheinlichkeit zum Zeitpunkt der Befunderhebung
- die Gebrechlichkeit vor Aufnahme auf die Intensivstation

treffen.

Hieraus ergibt sich auch die Möglichkeit, beispielsweise Mobilisationskonzepte zu erarbeiten.

Die tabellarische Bündelung erhebt keinen Anspruch auf Vollständigkeit. Der Leser, respektive Nutzer wird nicht der Pflicht enthoben, einschlägige Quellen, Literatur und Leitlinien hinzuzuziehen, da auf ausführliche Beschreibungen der Assessments verzichtet wurde.

Die Autoren verzichteten auch auf einen exemplarischen Befund als Formblatt, da es deutschlandweit keine einheitlichen Dokumentationsmöglichkeiten gibt und aktuell eine elektronische Patientenakte nicht vorausgesetzt werden kann. Der Anwender kann aus den Einzelbausteinen sein Formblatt entsprechend den einrichtungsinternen Vorgaben entwickeln.

1. Atmung

1.1. Standardisierte Test-/ Mess-/ Beurteilungsverfahren

Verfahren	Erläuterungen
Lungenfunktionstest	Erfassen statischer und dynamischer Lungenvolumina, der Atemströme, Atemwegswiderstände und der Diffusionsparameter, wie z.B.: ▪ Vitalkapazität (VK) ▪ Atemzugvolumen (AZV) ▪ Forcierte exspiratorische Vitalkapazität (FVK) ▪ Funktionelle Residualkapazität (FRK) ▪ Einsekundenkapazität (ESK) ▪ Maximaler exspiratorischer Fluss (PEF) ▪ Resistance (R) ▪ Atemwegswiderstand (R_{aw}) ▪ Atemfrequenz (AF)
Monitoring	**Atemfrequenz** gemessen über EKG (Respirationskurve) **Herzfrequenz** gemessen über EKG **Blutdruck** invasiv (gemessen über arteriellen Zugang) noninvasiv (gemessen über Manschette)
Blutgasmonitoring	**periphere O_2-Sättigung** Messung des O_2-Sättigungsgrades des Hb über eine Infrarot-Lichtquelle, z.B. am Finger **exspiratorische CO_2-Konzentration** Messung über CO_2-Meßküvette am Beatmungsschlauch, bzw. bei Spontanatmung per Adapter an der Nasenbrille oder Trachealkanüle
Blutgasanalyse (Labor)	**Arterielle und venöse Blutgasanalyse** Bestimmung von Phosphaten Bestimmung der Laktate
Respirator (Beatmungsprotokoll)	**Beatmungsmodus**, z.B.: ▪ kontrolliert (BIPAP, PCMV, VCMV) ▪ assistiert (BiPAP/ DuoPAP; SIMV/ P-SIMV, ASB, ASV, CPAP, Highflow) Veränderung von: ▪ Lungenvolumina ▪ Atemfrequenz ▪ Triggerverhalten ▪ FiO_2 ▪ PEEP ▪ Beatmungsdrücke ▪ Verhältnis Inspiration/ Exspiration
Bildgebende Verfahren	▪ Röntgen Thorax ▪ Thorax Computertomographie ▪ MRT ▪ Ultraschall

Verfahren	Erläuterungen
Borg Dyspnoe Scala	Subjektive Eigen- und Fremdeinschätzung der Atemanstrengung auf einer Scala (modifizierte Borgscala) von: 0 = keine 1 = sehr leicht 2 = leicht 3 = mäßig 4 = etwas stärker 5 = stark 6 = stärker als 5 7 = sehr stark 8 = stärker als 7 9 = sehr, sehr stark 10 = maximal
6MWT (6 Minutes Walking Test)	Zur Beurteilung der körperlichen Leistungsfähigkeit anhand der in 6 Minuten maximal zurückgelegten Gehstrecke in Metern

1.2. Zusätzliche physiotherapeutische Befunderhebung

Befundkriterien	Erläuterungen
O_2-Bedarf	über Nasensonde, Maske (in l/min)
Atemweg	physiologisch spontan: Nase-Mund, Nase, Mund, künstlicher Atemwegszugang
Verhältnis I:E	Physiologisch 1:2
Atemgeräusche	inspiratorisch und/ oder exspiratorisch
Atemarbeit	objektiv sichtbar, Dyspnoe, Einsatz des Diaphragmas
Erfordernisatmung	Restriktion, Obstruktion, neuromuskulär
Atem(hilfs)muskeleinsatz	inspiratorisch und/ oder exspiratorisch
Muskeltonus	vor allem der Atem(hilfs)muskulatur, Bewegungsapparat
Husten/ Sekret	produktiv/ unproduktiv, Farbe, Konsistenz
Sprechen/ Schlucken	Aspirationsgefahr?
Thoraxform	Fassthorax, Skoliose
Thoraxbeweglichkeit	durch passive Testung zu beschreiben, gegebenenfalls Umfangsmessung
Sonstiges	Schmerzen, Zyanose, Uhrglasnägel, Trommelschlegelnägel
Psyche	Angst, Panik, Depression

2. Herz-/ Kreislaufsystem

2.1. Standardisierte Test-/ Mess-/ Beurteilungsverfahren

Verfahren	Erläuterungen
Monitoring	Objektive Kontrollkriterien: ▪ Herzfrequenz (HF) ▪ EKG ▪ Blutdruck (arteriell/ RR) ▪ Mitteldruck ▪ Zentral venöser Druck (ZVD) ▪ Atemfrequenz (AF) ▪ Herzzeitvolumen (HZV, cardiac output) ▪ Herzindex (Cardiac Index CI)
Spezifische Untersuchungen/ Diagnostik	z.B.: ▪ Koronarangiografie ▪ Herz Ultraschall ▪ Kardio MRT Laboruntersuchung: ▪ Myokardmarker
VAS (Visuelle Analog Scala)	Messung subjektiver Empfindungen (vor allem Schmerz) auf einer Scala von 1 bis 10
NAS (Numerische Analog Scala)	Messung von Intensität und Ausmaß von Schmerz anhand von 0 bis 10 (maximaler Schmerz)
Borg Scala	Beurteilung des körperlichen Belastungsempfindens (korreliert oft mit der Herzfrequenz): ergibt sich aus HFx0.1= RPE (Received Perception of Excertion) auf einer Scala von 6 bis 20
TUG (Timed up and go)	Testung funktioneller Mobilität/ Gleichgewicht: Zeit, die eine Testperson braucht, um sich vom Stuhl zu erheben, 3 Meter zu gehen – wenn nötig mit Gehhilfe – sich umzudrehen, zurück zum Stuhl zu gehen und die Ausgangsposition wieder einzunehmen ▪ < 10 Sek → uneingeschränkte Alltagsmobilität ▪ 11–19 Sek → geringe Mobilitätseinschränkung ▪ 20–29 Sek → funktionell relevante Mobilitätseinschränkung ▪ > 30 Sek → ausgeprägte Mobilitätseinschränkung
6MWT (6 Minutes Walking Test)	Siehe Atmung

2.2. Zusätzliche physiotherapeutische Befunderhebung

Befundkriterien	Erläuterungen
Symptome	z.B.: ▪ Dyspnoe; pathologische Atemmuster (Cheyne-Stokes-Atmung) ▪ Schmerzen (Angina Pectoris) ▪ Erschöpfungszeichen/ Schwäche ▪ Schwindel ▪ orthosympathische Dysregulation (Schwitzen, Blässe...)
Psychische Situation	z.B.: Unruhe, Agitiertheit, Schläfrigkeit...
Sichtbefund	z.B.: ▪ Blässe ▪ Zyanose ▪ Plethora ▪ Mitralgesicht ▪ Venenzeichnung, obere Einflussstauung ▪ Mund-Nasen-Dreieck ▪ Zeichen der Zentralisierung (Marmorierung → Mottling Score) ▪ Ödeme ▪ Veränderungen in Bindegewebszone ▪ Cheyne-Stokes-Atmung ▪ instabiler Thorax/ sternale Einziehung ▪ Einsatz der Atemhilfsmuskulatur/ paradoxe Atmung ▪ "Herzbuckel"
Tastbefund	z.B.: ▪ zu Qualitäten der Gewebe, wie muskulärer Hypertonus, Veränderungen in Bindegewebszone ▪ periostale Empfindlichkeit/ Schmerz in den Segmenten (Sympathikus-Aktivität) ▪ fasziale Verklebungen in Headscher Zone (Kipplerfalte) ▪ Ödeme ▪ Temperatur/ Feuchtigkeit der Haut/ Akren ▪ Pulsqualität

3. Bewegungsapparat

3.1. Standardisierte Test-/ Mess-/ Beurteilungsverfahren

Verfahren	Erläuterungen
Neurologische Standardtests	z.B: ▪ Koordination Finger – Nase ▪ Hacke – Knie ▪ Vorhaltetest ▪ Blickkoordination ▪ Diadochokinese
Spezifische Untersuchungen/ Diagnostik	EMG MRT CT
ROM (Range of Motion)/ Neutralnullmethode	Bewegungsausmaß der Gelenke in Winkelgraden
MFT nach Janda	graduierte Testung der Muskelfunktion (Stufe 0–5)
Kraftmessgeräte	Quantitative Testung der Muskelkraft mittels Kraftmessgeräten z.B. Handdynamometer
Modifizierte Ashwordskala	Beurteilung von Spastik Graduierte Erfassung des Widerstandes bei passiver Bewegung 0 = keine Tonuserhöhung, normal 1 = leichter Widerstand am Ende oder Anfang 1+ = leichter Widerstand bei weniger als 50% des Bewegungsausmaßes 2 = deutlicher Widerstand über 50% des Bewegungsausmaßes 3 = starker Widerstand, passive Beweglichkeit ist erschwert 4 = teilweise eingeschränktes Bewegungsausmaß, Kontraktur
ULNT (Upper Limb Neurodynamic Test)	Manueller Provokationstest der Nerven der oberen Extremitäten
WMFT (Wolf Motor Function Test)	Bewertet die Fähigkeit, die obere Extremität in einfachen oder komplexen Bewegungen bzw. funktionellen Tätigkeiten einzusetzen.
IMS (ICU Mobility Scale)	Bewertung der Mobilität/ Eigenaktivität auf einer Skala von 0–10
MAS (Motor Assessment Scale)	Bewertung der Motorik in verschiedenen Ausgangslagen
DEMMI (de Morton Mobility Index)	Einschätzung der Mobilität in: ▪ nicht möglich ▪ mit Hilfe ▪ selbstständig
Berg-Balance-Scala	Bewertung der Mobilität auf einer Scala von 0–4
RMI (Rivermead Mobility Index)	Klassifikation der Mobilität bzw. deren Einschränkung
PIET (Physiotherapeutische Intensiv-Evaluations-Testung)	Graduierte Beurteilung der Willkürmotorik (Grad 0–4) bis hin zu ADL
TUG (Timed up and go)	siehe Herz-Kreislauf
6 MWT (6 Minutes Walking Test)	siehe Atmung

3.2. Zusätzliche physiotherapeutische Befunderhebung

Befundkriterien	Erläuterungen
Mobilisierungsstatus	Beschreibung der möglichen Ausgangsstellungen: RL/ SL/ BL Bett, Bettkante, Mobilisationsstuhl/ Rollstuhl, Stuhl, Stand, Schritte, Gehen mit Hilfsmittel, freies Gehen, Gehstrecke
Transfers	Grad der notwendigen Unterstützung bei Lage- und Positionswechsel
Einschränkungen der Mobilität	Durch z.B.: ▪ Grunderkrankung ▪ Schmerz ▪ Zu-/ Ableitungen ▪ operative Verfahren und OP-Gebiete
Beurteilung der Weichteile	Sicht und Tastbefund wie Rötung, Schwellung, Atrophie, Hämatom, Ödem
Umfangsmessungen	Messung in Zentimeter
Neurologische Auffälligkeiten	z.B.: Spastik, Rigor, Tremor, Pusher-Symptomatik, Neglect, Hemianopsie

4. Wahrnehmung/ Bewusstsein/ Kommunikation

4.1. Standardisierte Test-/ Mess-/ Beurteilungsverfahren

Verfahren	Erläuterungen
GCS (Glasgow Coma Scale)	Quantitative Beurteilung von Bewusstseinsstörung Scala 1–15
CRS (Coma Remission Scale)	Instrument zur Differentialdiagnostik von Bewusstseinsstörungen bei SHT
RASS (Richmond Agitation-Sedation Scale)	10 stufige Scala zur Beurteilung der Tiefe einer Sedierung und eines möglichen Delirs von -5 – 0 – + 4
CAM-ICU (Confusion Assessment Method)	Monitoring Instrument bei intubierten Patienten zur Beurteilung eines möglichen Delirs
NU-DESC (Nursing Delirium Screening Scale)	Dreistufige Scala zur Feststellung eines Delirs, ≥ 2 entspricht Delir
ICDSC (Intensive Care Delirium Screening Checklist)	Überprüft 8 Symptome, 0–1 Punkt pro Symptom, ≥ 4 Punkte = Delir
LCS (Loewenstein Communication Scale)	Auskunft über die Kommunikationsfähigkeit von Patienten im vegetativen Zustand, beurteilt in fünf-stufiger Skala die ▪ Willkürmotorik ▪ Kopf-/ Augenkontrolle ▪ Atmung ▪ Hörfunktion ▪ Sprach- und Verständnisfähigkeit

4.2. Zusätzliche physiotherapeutische Befunderhebung

Befundkriterien	Erläuterungen
Bewusstseinslage	Subjektive Einschätzung des Patienten nach ▪ Orientierung ▪ Interaktion ▪ Kommunikationsfähigkeit ▪ Sedierung/ Analgesierung ▪ Verhalten (Delir)
Oberflächensensibilität	Subjektive, evtl. Dermatom bezogene Einschätzung von Berührungsqualitäten
Tiefensensibilität	Subjektive Beurteilung von Vibrations- und Lageempfinden, Bewegungsempfinden

5. Allgemeine Scores und Assessments

Verfahren	Erläuterungen
Apache II Score Acute Physiology and Chronic Health Evaluation	Ist ein Verfahren zur Vorhersage der Überlebenswahrscheinlichkeit von Patienten auf der Intensivstation; Alter (Age Points), aktuelle Befunde (Acute Physiology Score) und anamnestische Angaben (Chronic Health Score), Organersatzverfahren fließen dabei ein. Daten werden über 24h gesammelt und der jeweils schlechteste Wert wird zur Berechnung herangezogen. Aus der Punktesummation (0–71) ergibt sich eine Mortalität von: ▪ 0–4 ≈ 4% ▪ 5–9 ≈ 8% ▪ 10–14 ≈ 15% ▪ 15–19 ≈ 25% ▪ 20–24 ≈ 40% ▪ 25–29 ≈ 55% ▪ 30–34 ≈ 75% ▪ >34 ≈ 85%
Sofa-Score Sepsis Related Organ Failure Assessment Score	Erfasst die wichtigsten Organfunktionen mit jeweils einem Parameter von Patienten mit Sepsis und erfasst das Ausmaß der Organdysfunktionen (Einteilung in Schweregrade entsprechend der Abweichung des Parameters vom Normalwert) im Verlauf der Behandlung auf der ITS. Erhoben werden täglich (im 24h-Zeitraum) Parameter zu ▪ Atmung (PaO_2/ FiO_2) ▪ Nervensystem (GCS) ▪ Herz-Kreislaufsystem (MAP, Katecholamindosierungen) ▪ Leberfunktion (Bilirubin) ▪ Gerinnung (Thrombozyten) ▪ Nierenfunktion (Kreatinin) Diese Parameter werden in ein Punktesystem von 0–4 gebracht. Mittelwert und höchster Wert haben Aussagekraft für das Outcome des Patienten.
Saps II Score Simplified Acute Physiology Score	Wurde entwickelt, um die Schwere der Erkrankung nach Aufnahme auf die ITS zu ermitteln. Umfasst ein Punktesystem von 0–163 (mit 12 physiologischen Parmetern und 3 krankheitsbedingten Variablen) und sagt eine Sterblichkeit von 0–100% voraus.
CFS Clinical Frailty Score/ Scale	Besteht aus neun Kategorien, die die Gebrechlichkeit des Patienten vor und bei der Einweisung auf die ITS erfragen. Wird bei Patienten älter als 65 Jahre eingesetzt.
CPAx Chelsea Critical Care Physical Assessment tool	Ist ein leistungsbasiertes und mehrdimensionales Messinstrument. Erfasst Atemfunktion, funktionelle Mobilität und Handkraft auf einer Skala von 0 (voll abhängig) bis 5 (selbständig). Ist valide und reliable und wird zur Beurteilung kritisch kranker Erwachsener empfohlen.
IMS ICU Mobility Scale	Beurteilt die Verbesserung der Mobilität auf einer Skala von 0 (Pat. ist inaktiv, liegt im Bett) bis 10 (Patient läuft frei, ohne Unterstützung).

6. Erfassen der physiotherapeutischen Befunderhebung in ein Köperschema (body chart) mithilfe von Symbolen

Lokalisation		**Befundparameter (Beispiele)**
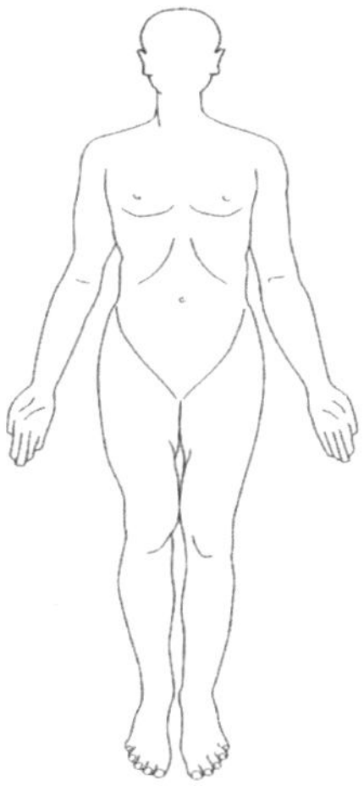	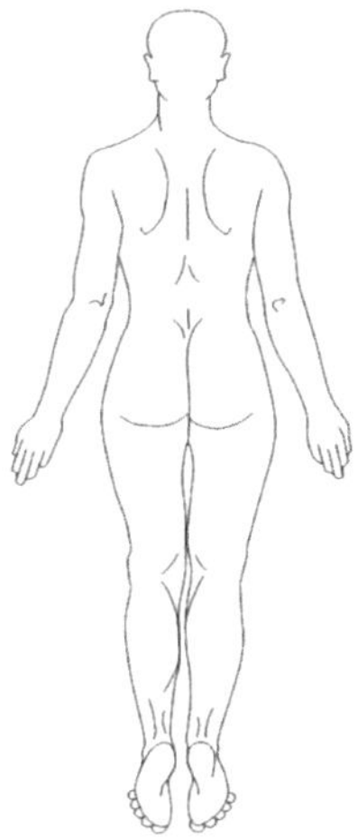	Schmerz
		Ödem
		Hypo-/ Hypertonus
		Beweglichkeitsstörung
		Sensibilitätsstörung
		(frische) Narben

Es besteht die Möglichkeit, bestimmte Symptome mit Hilfe von Symbolen in ein Körperschema einzutragen. Dafür können Plus-/ Minuszeichen (+/-), Schraffuren, Punkte oder auch das Einkreisen von Körperregionen genutzt werden.

III. Prinzipien der physiotherapeutischen Interventionen

1. Atmung

Maria-Theresia Geier und Marie Isabel v. Schweinitz

Vorbemerkungen

Atemtherapie ist bei der Behandlung kritisch kranker Patienten auf Intensivstationen eine der Hauptaufgaben der Physiotherapeuten.
Entscheidend für die Durchführung der Atemtherapie ist dabei zunächst einmal weniger die Primärerkrankung, sondern die aktuelle Indikation für den Aufenthalt des Patienten auf der Intensivstation.
Relevante Parameter zur Auswahl atemtherapeutischer Interventionen ergeben sich aus dem aktuellen Atembefund, der Einstellung des Respirators, dem Beatmungsprotokoll, der kardiovaskulären Situation, der aktuellen medikamentösen Therapie, gegebenenfalls der Höhe des intracraniellen Druckes (ICP) und dem Einsatz von Organersatzverfahren.
Die Auswahl der atemtherapeutischen Interventionen richtet sich hauptsächlich nachfolgenden Kriterien: beatmet oder nicht beatmet, wie beatmet, welcher Atemwegszugang, wie tief ist die Sedierung und ob ein Lungenersatzverfahren eingesetzt wird. Die Wirkung der Maßnahmen hängt von der möglichen Reizaufnahme und Reizverarbeitung ab. Diese kann durch eine Sedierung, aber auch durch neurologische Störungen beeinträchtigt sein.
Generell kann man sagen, dass der kontrolliert beatmete/ sedierte Patient eher **strukturerhaltend** behandelt werden muss, während beim wachen, assistiert beatmeten oder spontanatmenden Patienten die **funktionsfördernden** Maßnahmen im Vordergrund stehen.
Mit der Atemtherapie beim Intensivpatienten kann auf folgende Strukturen/ Funktionen Einfluss genommen werden:

- Lunge (Ventilation, Distribution, Perfusion)
- Atemmuskulatur (Zwerchfell, Intercostalmuskulatur, Atemhilfsmuskulatur, Propriozeptoren)
- Knöcherner Thorax (Thoraxbeweglichkeit)
- Gewebeelastizität am Thorax/ Rumpf (Haut, Muskulatur, Faszien)
- Bauchraum (Ausweichraum der Atmung)
- neuromuskuläre Koppelung
- Herzkreislauf

Atmung und Bewegung stehen in einem engen Zusammenhang, d.h. sie bedingen sich gegenseitig. Ist die Atmung insuffizient, kann der Patient wenig motorische Leistung erbringen, bzw. wird zu viel motorische Leistung verlangt, kann die Atmung insuffizient werden.

1.1. Ziele der physiotherapeutischen Interventionen

Der Schwerpunkt der physiotherapeutischen Atemtherapie liegt in der Homogenisierung der Atmung und der Verbesserung der Ventilation und Perfusion.

1.1.1. Ziele der Atemtherapie bei Patienten auf Intensivstationen

- Verbesserung/ Erhalt der muskuloskelettalen Strukturen des Thoraxes
- Ökonomisierung der Atemarbeit
- Sekretmobilisation, -transport und -elimination
- Optimierung des Sauerstofftransportes, Verbesserung des Ventilations-Perfusionsmusters des pulmonalen Gasaustausches
- Steigerung der Lungenvolumina
- Verhinderung bzw. Therapie von Dys-/ Atelektasen und pulmonalen Infekten
- Unterstützung des Weanings

In der Phase der kontrollierten Beatmung sollte die Erhaltung der Thoraxbeweglichkeit und die Verbesserung des Ventilations-Perfusions-Musters/ des pulmonalen Gasaustausches im Vordergrund stehen. Bei zunehmender Spontanatmung unter assistierter Beatmung kann bereits die selbstbestimmte Atmung angebahnt und gefördert und damit das Weaning unterstützt werden. Eine möglichst ökonomische Atmung sollte beim spontanatmenden Patienten angestrebt werden.

1.1.2. Atemtherapeutische Interventionen auf der Intensivstation

Ziele	Physiotherapeutische Intervention
Verbesserung/ Erhalt der muskuloskelettalen Strukturen des Thoraxes	▪ Gewebetechniken ▪ Dehnzüge, Dehnlagerungen ▪ Mobilisation der Rippen-Wirbelgelenke, Thoraxmobilisation ▪ Indirekte Mobilisation des Thorax durch Bewegung der Extremitäten (weiterlaufende Bewegungen) ▪ Mobilisation BWS ▪ Thermische Reize
Steigerung der Lungenvolumina	▪ Vertiefte Inspiration ▪ Bewegung der Extremitäten, vor allem der oberen Extremität ▪ Thoraxmobilisation ▪ Atemanregung durch Reize
Optimierung des Sauerstofftransportes Verbesserung des Ventilations-Perfusions-Musters	▪ Atemanregung durch Reize ▪ Vertiefte Inspiration ▪ Sekretmobilisation und -elimination ▪ Lagerungstherapie ▪ Endotracheale Sekretabsaugung ▪ Atemtrainingsgeräte
Sekretmobilisation, -transport, -elimination	▪ Thoraxmobilisation ▪ Vertiefte langsame Inspiration mit endexspiratorischer Pause ▪ Forcierte Exspiration ▪ Hustentechniken ▪ Perkussion, Vibration ▪ Endotracheale Absaugung ▪ Apparative Atemhilfen ▪ Lagerung
Verhinderung bzw. Therapie von Dys-/ Atelektasen und pulmonalen Infekten	▪ Lagerung/ Drainagelagerungen ▪ Vertiefte Inspiration ▪ Thoraxmobilisation ▪ Endotracheale Absaugung ▪ Atemtrainingsgeräte
Ökonomisierung der Atemarbeit	▪ Atemtechniken ▪ Schulung der Atemkoordination ▪ Muskeltraining (Intercostalmuskulatur, Zwerchfell, obere Extremitäten) ▪ Entspannung ▪ Hustentechniken ▪ Lagerungstherapie ▪ Atemtrainingsgeräte
Unterstützung des Weanings	▪ Atemtechniken ▪ Entspannung ▪ Lagerungstherapie ▪ Atemtrainingsgeräte

1.2. Beschreibung einzelner atemtherapeutischer Interventionen

1.2.1. Verbesserung der Thoraxmobilität

Gewebetechniken

Stimulierung der Druck- und Mechanorezeptoren durch Setzen von Haut- und Bindegewebedehnungsreizen an der Thoraxwand und in den Intercostalräumen.
Diese Dehnreize müssen sehr langsam ausgeführt werden, um wirksam zu sein.
Gewebetechniken sind in jeder Ausgangsstellung und am gesamten Thorax möglich. Besonders effektiv sind sie jedoch an den basalen Thoraxabschnitten, in der Seitenlage und in Verbindung mit Thoraxdehnlagen.

Manuelle Gelenkmobilisation

Bei der manuellen Mobilisation der Schultergelenke, der Schulterblätter in ihren thorakalen Gleitlagern und der Brustwirbelsäule (über die Rotation) werden die Gelenkpartner in Richtung Bewegungsende aktiv, assistiv oder passiv bewegt. Am individuellen Bewegungsende werden sie über einige Atemzüge gehalten. Dies kann in allen Ausgangsstellungen durchgeführt werden, ist aber am effektivsten in der Seitenlage.

Thoraxdehnungen und -lagerung

Dehnung des Thoraxes durch Rotation der unteren gegen die obere Körperhälfte.

Durch zusätzlichen Zug am Becken oder/ und unterem Thorax und/ oder Lagerung des Armes in Flexion und Abduktion über dem Kopf wird die Dehnung verstärkt. Der Patient kann auch über längere Zeit in dieser Position gelagert werden.

Durch diese Technik ist eine selektive Beeinflussung der Aktivität von Zwerchfell und Intercostalmuskulatur möglich. Sie ist auch bei kontrollierter und bei assistierter Beatmung gut einsetzbar. Vorsicht bei analgosedierten Patienten.

Wirkung: Durch die Dehnung werden Gewebewiderstände reduziert und die Durchblutung im Gewebe verbessert. Dadurch wird die Thoraxbeweglichkeit, besonders im unteren Rippenbereich optimiert. Zusätzlich wird durch eine manuelle Gewebereizung über die nervös-reflektorischen Verschaltungen (Eigenreflexbogen der Atemmuskulatur und Propriozeptoren in der Thoraxwand) die Ventilation angeregt.

Ein dehnfähiger Kapsel-Bandapparat lässt bessere und größere Bewegungen zu. Durch die optimierte Beweglichkeit, der an der Inspiration beteiligten, knöchernen Strukturen (Rippen, Brustwirbelsäule) wird das Ausmaß der Atembewegungen vergrößert, was zu einer verbesserten Ventilation führt. Durch die Rotationslagerung des Thoraxes kann es bei spontaner Atmung/ assistierter Beatmung zu einer vertieften Inspiration und einer Entspannung der Atemmuskulatur und damit zu einer Atemfrequenzsenkung kommen.

CAVE: Abklären, ob eine vertiefte Atmung bei einem Patienten mit Lungenersatzverfahren (ECMO) erwünscht ist, da es durch vertiefte Atmung zu einer Blockade der Zugänge kommen kann.

1.2.2. Steigerung der Lungenvolumina/ Atemanregung

Bewegung der Extremitäten

Je nach Belastbarkeit, Sedierungstiefe und Bewusstseinslage wird der Patient vom Therapeuten passiv oder assistiv bewegt oder er bewegt sich selbst.

Die jeweilige Bewegungsrichtung hat keine Relevanz.

Durch Veränderung der Bewegungsfrequenz kann man auf die Atemphasen Einfluss nehmen. Durch Tempowechsel kann die Atmung sowohl angeregt als auch beruhigt werden. In der Regel versucht man die Inspirationsphase und Endinspirationspause zu verlängern.

Durch das Bewegen können auch bestimmte Atemphasen dem Patienten bewusst gemacht werden.

Vertiefte Inspiration durch akustische, thermische und taktile Reize

Der Patient wird aufgefordert, tief und langsam oder schnüffelnd einzuatmen. Schnüffelndes Einatmen ist auch bei assistierter Beatmung möglich. Bei einem künstlichen Atemwegszugang kann es hierbei zu einer verstärkten mechanischen Reizung der oberen Luftwege kommen. Um unproduktive Hustenattacken zu vermeiden, ist bei dieser Technik Vorsicht geboten.

Die Atemanregung kann auch durch taktile Reize wie Dehnungen oder Stimulation von Druckpunkten sowie durch thermische Reize (Kälte kurz, Wärme lang) erfolgen. Taktile Reize (z.B. Vordehnung der Inspirationsmuskulatur am unteren Rippenbogen) und thermische Reize wirken gut am unteren Brustkorb, in den intercostalen Zwischenräumen und auch an definierten Triggerpunkten/ Zonen am ganzen Körper.

Wirkung: Da die Regulationszentren der Atmung und der Motorik im engen Zusammenhang stehen, beeinflussen sie sich gegenseitig. Dies kann therapeutisch genutzt werden, sowohl zur Stimulation als auch zur Beruhigung der Atmung.

Propriozeptoren in der Muskulatur und in den Sehnenansätzen werden durch Bewegung stimuliert und es kommt über den erhöhten Sauerstoffbedarf der Muskulatur zur Ventilationssteigerung.

CAVE: der erhöhte Sauerstoffbedarf der Muskulatur kann bei respiratorisch instabilen Patienten zur Atemmuskulaturermüdung führen und die respiratorische Insuffizienz verstärken!

1.2.3. Sekretmobilisation, -transport und -elimination

Sekretmobilisation und -transport

Vertiefte Inspiration

Eine Sekretmobilisation kann durch alle Interventionen, die zu einer vertieften Inspiration führen, bewirkt werden (z.B. vertiefte Inspirationszüge, endinspiratorischer Hold, taktile und thermische Reize, Entspannungstechniken, phonische Übungen, Thoraxstretch, Thoraxkompression, Einsatz von Atemhilfsgeräten)

Unterstützt wird die Sekretmobilisation durch Umlagerungen.

Hilfreich ist auch die Detonisierung der Thorax- und Schultergürtelmuskulatur durch z.B. milde Wärme, Massage, Vibrationen. Auch eine aktive Entspannung der entsprechenden Muskulatur führt zu einer ökonomischeren Atmung und damit über eine vertiefte Inspiration zur Sekretmobilisation.

Kann der Patient in keiner Weise aktiv zur Sekretmobilisation beitragen, so ist diese nur durch Lagerung/ Umlagerung im Sinne einer passiven Drainage oder durch Thoraxmobilisation möglich.

Wirkung: Durch Inspirationstechniken werden Kaliberschwankungen in den kleinen Atemwegen erzeugt, die das Sekret mobilisieren. Die eingeatmete Luft hinterwandert das gelöste Sekret und transportiert es bei der nächsten Exspiration in Richtung Hauptbronchus. Der Hustenreflex wird aktiviert und das Sekret kann durch einen effektiven Hustenstoß nach oben befördert werden. Ist der Hustenreflex z.B. durch Sedierung, Relaxierung, künstlichen Atemwegszugang oder muskuläre Schwäche in seiner Funktion beeinträchtigt, muss das Sekret endotracheal abgesaugt werden.

Beachte: Die Thoraxkompression ist nicht mit der Kontaktatmung identisch. Die Kontaktatmung wird aber häufig in Kombination mit einer Kompression des unteren Thoraxes während der Exspirationsphase zur Sekretmobilisation und zum Sekrettransport angewandt. Thoraxkompressionen in der Exspirationsphase sollten nur sehr dosiert eingesetzt werden, da für die folgende Inspirationsphase von der Inspirationsmuskulatur erheblich mehr Kraft aufgebracht werden muss. Dies kann zu einer Überforderung einer schon teilweisen insuffizienten Inspirationsmuskulatur führen (Atemmuskelermüdung). Besonders in der Weaningphase ist das zu beachten, damit der Patient sich nicht erschöpft.

Thoraxkompressionen zur Sekretmobilisation und zum Sekrettransport sollten auch nur sehr dosiert und abhängig vom PEEP eingesetzt werden. Bei einem PEEP > 10 mbar ist eine Thoraxkompression nicht mehr sinnvoll.

Drainagelagerung

Die Lagerung des Patienten wird unter Einsatz von Lagerungsmaterial und/ oder der Betteinstellung so vorgenommen, dass der zu drainierende Lungenabschnitt höher liegt als der Hauptbronchus. Die Positionen sollten mindestens 3–15 Minuten beibehalten werden und nicht mehr als zwei Areale nacheinander drainiert werden. Dies ist für viele Lungenabschnitte nur bei kardial und neurologisch stabilen Patienten möglich.

Wirkung: Durch Auswahl der entsprechenden Ausgangsstellung wird der Sekretabtransport durch die Schwerkraft unterstützt.

Vibrationen und Perkussionen

Vibrationen sind grob-/ feinschlägige und hoch-/ niederfrequente manuelle (flache Hand oder Fingerspitzen) oder maschinelle Erschütterungen des Thoraxes. Vibrationen und Perkussionen können in unterschiedlicher Frequenz durchgeführt werden. Die optimale Frequenz zur Sekretmobilisation liegt zwischen 12 und 17 Hz.

Grobschlägige/ hochfrequente Vibrationen sollten bei einer Frequenz zwischen 30 und 60 Hz liegen und mindestens über 10 Minuten angewandt werden um eine Wirkung zu erzielen. Feinschlägige/ niederfrequente Vibrationen sollten in ihrer Frequenz um die 5 Hz liegen.

Das Gleiche gilt für die Perkussionen, die mit der hohlen Hand ausgeführt werden.

Wirkung: Erschütterungen mit einer Frequenz von 12–17 Hz sollen sich von der Thoraxwand in die Tiefe des Lungengewebes fortsetzen und dort über die entstehenden Scherkräfte die Adhäsion des Sekretes an den Wänden der kleinen Lungenwege verringern und somit einen besseren Transport des Sekretes bewirken.

Frequenzen zwischen 30 und 60 Hz wirken tonussenkend auf die Muskulatur, müssen aber mindestens 10 Minuten lang oder länger durchgeführt werden.

Vegetativ beruhigend wirken Erschütterungen mit Frequenzen um 5 Hz.

Beachte: Ob die Sekretmobilisation durch äußerlich angewandte manuelle/ maschinelle Vibrationen und Perkussionen am Thorax beeinflusst werden kann, ist umstritten. Zudem ist die Erzeugung der jeweils richtigen Frequenzen (12–17 Hz) extrem vom motorischen Geschick des Therapeuten abhängig. Auch die häufig verwendeten Vibrationsgeräte erzeugen nicht die dazu notwendigen Frequenzen.

Sekretelimination

Hustenhilfen

Fixation des Thoraxes und gegebenenfalls Kompression in die Exspiration (abhängig vom PEEP) sowie der unteren Rumpfmuskulatur mit Hilfe eines Tuches (Atemtuch, Bauchbinde), der Hände des Therapeuten, der Hände des Patienten oder eines Kissens/ Polsters als Unterstützung der Exspiration.

Bei neurologischen Patienten mit Schwächen oder Lähmungen der Ausatemmuskulatur hat sich besonders das Atemtuch als Hilfsmittel beim Abhusten bewährt.

Bei Thorakotomien oder Laparotomien hilft gegen Schmerzen beim Husten ein Kissen auf dem Sternum oder dem oberen Bauchraum.

Husten gegen eigene oder fremde Stenose

Um effektiver abhusten zu können, ist ein schneller Druckabfall in den Bronchien zu vermeiden. Hierzu soll der Patient gegen eine Stenose (geschlossene Lippen, enge/ fest vorgehaltene Hand) dosiert husten. Der Patient soll – wenn es ihm möglich ist – den Hustenstoß erst dann zulassen, wenn er das Sekret in der Trachea spürt. Diese Technik ist bei Reizhusten und bei Patienten mit geschlossener Trachealkanüle gut anwendbar.

Hustenprovokation (Huffing)

Diese Technik kann eingesetzt werden, wenn sich das Sekret bereits in der Trachea befindet und der Patient nicht abhustet, z.B. auf Grund neuromuskulärer Schwäche oder Angst vor Schmerzen beim Abhusten.

Die Exspiration erfolgt auf ein stark betontes „huff"; bei Sekret in den großen Atemwegen ein kurzes „huff"; bei Sekret in den kleinen Atemwegen ein langes „huff".

Bei Sensibilitätsstörungen, mangelnder Vigilanz und künstlichem Atemwegszugang ist diese Technik nicht durchführbar.

Bewusstes Abhusten

Nach einer tiefen Inspirationsphase wird der endinspiratorische Hold (kontinuierliches Einatmen, kein Luftanhalten!) eingeleitet. Die sich daran anschließende Exspirationsphase soll zum Ende hin vorsichtig durch die Exspirationsmuskulatur aktiv forciert werden. Erst wenn das Sekret im oberen Bereich des Hauptbronchus spürbar ist, soll es mit 1–2 effektiven Hustenstößen über die Mundhöhle eliminiert werden.

Diese Technik ist bei einer teilweisen insuffizienten Inspirationsmuskulatur mit Vorsicht einzusetzen, da der Hustenvorgang den Patienten schnell erschöpfen kann.

Voraussetzung für ein effektives Abhusten ist eine schnelle, tiefe Inspirationsphase, bei der die Exspirations-(Husten)Muskulatur vorgedehnt wird und so die Kraft entwickelt, mit der das Sekret über die Mundhöhle eliminiert werden kann. Bei spontan atmenden Patienten ist hierbei der ausreichende Glottisschluss notwendig. Bei Patienten mit künstlichem Atemwegszugang ist der Glottisschluss nicht möglich. Hier kann der Druckaufbau durch ein kurzes Zuhalten des künstlichen Atemweges erreicht und damit ein kräftigerer Hustenstoß provoziert werden.

Unterstützend können hierbei die Lippenbremse und PEP-Geräte eingesetzt werden.

Bei fehlendem Hustenstoß kann durch oropharyngeales Absaugen von geübter Hand ein Hustenreiz stimuliert werden (**Beachte**: kann zum Erbrechen führen!). Auch durch dosierte Fingerkuppenstreichungen und feine Vibrationen zwischen Jugulum und Ringknorpel kann ein Hustenreiz ausgelöst werden.

Eine Kombination aus bewusstem Abhusten, manueller Thoraxkompression und Lagerung wird als autogene Drainage bezeichnet.

Wirkung: Durch eine tiefer werdende Inspiration entstehen Bronchialkaliberschwankungen, die zum Sekretabriss führen. Beim endinspiratorischen Hold verteilt sich das Atemgas gleichmäßiger in den kleinen Atemwegen, hinterwandert das Sekret und dieses kann sich besser lösen. In der darauffolgenden Exspirationsphase wird das gelöste Sekret in Richtung Hauptbronchus transportiert und kann über den so ausgelösten Hustenreiz eliminiert werden.

Es ist wichtig, dass sich die gesamte untere Rumpfmuskulatur maximal kontrahieren kann, um einen optimalen Druckaufbau zu gewährleisten. Dieser intrathorakale sowie abdominale Druck liegt beim Gesunden maximal um die 300 mmHg.

Bei diesem Druckaufbau wird die Pars membranacea der Trachea eingestülpt und der Bronchialquerschnitt bis zu einem Sechstel verringert. Dadurch entwickelt sich ein turbulenter Luftstrom, der eine Geschwindigkeit von bis zu 280 km/h erreichen kann und das Sekret aus den Atemwegen katapultiert.

Beachte: Techniken zur Sekretelimination sollten immer mit erhöhtem Oberkörper durchgeführt werden.

Bei Somnolenz, fehlendem Glottisschluss, Recurrensparese, Paresen der unteren Rumpfmuskulatur (vor allem der Bauchmuskeln) und Schmerzen kommt es zu einer Verminderung des notwendigen Druckaufbaus.

Bei Patienten mit Trachealkanüle kann es durch den mechanischen Reiz schnell zu einem unproduktiven Reizhusten kommen.

Verstärktes Husten kann bei einem instabilen Bronchialsystem zum Kollabieren der Bronchiolen führen. Sowohl eine Optimierung des Druckaufbaus vor dem Hustenstoß, als auch ein dosierter intrathorakler Druckabfall (exspiratorische Stenose) während des Hustenstoßes kann das Kollabieren der kleinen Atemwege (air-trapping) verhindern. Die Atemwege können so länger weit gehalten und das Sekret besser in die großen Atemwege transportiert werden.

Kurze Hustenstöße oder forciertes Ausatmen mit geringem Druckaufbau zur Sekretelimination sind nicht so ermüdend, reizen das Brochialsystem weniger und sind produktiver.

Eine ermüdete/ insuffiziente Inspirationsmuskulatur kann unter Umständen nach einem Hustenmanöver nicht genügend Kraft für eine weitere effektive Inspiration aufbringen. Daher sollte das Sekret in dem Fall endotracheal abgesaugt werden, bevor die Inspirationsmuskulatur sich vollständig erschöpft.

1.2.4. Ökonomisierung der Atmung/ Unterstützung des Weanings

Lagerung der oberen Extremitäten und des Oberkörpers

Lagerung des Patienten sowohl in Rückenlage als auch in der Seitenlage mit erhöhtem Oberkörper. Dabei werden die Arme und Unterarme unter Abnahme der Schwere so unterlagert, dass der Thorax in eine Inspirationsstellung kommt. Das heißt, je nach Beweglichkeit der Schultergelenke, sollten die Arme möglichst weit in die Flexion, Außenrotation und Abduktion gelagert sein. Optimal wäre es, die Hände oberhalb des Kopfes zu lagern. Arme und Thorax müssen gut unterlagert sein.

Lagerung/ Umlagerung

Regelmäßiges aktives oder passives Umlagern und die Lagerung der Patienten in verschiedenen Ausgangsstellungen (z.B. Seitenlage, Bauchlage, 30°-Drehung) verbessert die Atmung.

Vertikalisierung

Aktiver oder passiver Transfer zur Lagerung des Patienten mit erhöhtem Oberkörper mit und ohne Hilfsmittel wie Stehbrett, Herzbettlagerung, Rollstuhl, Sitz an der Bettkante (Querbettsitz s. Kap. III,3.2 Bewegungsapparat). Das Verändern der horizontalen Ebene ist bei Intensivbetten in der Regel die am einfachsten durchzuführende Maßnahme. Dabei ist darauf zu achten, dass der Bauchraum nicht eingeengt wird.

Wirkung: Durch die Veränderung der Lage können die Widerstände in den Atemwegen gesenkt werden. Die Schwerkraft beeinflusst die Ventilation und Perfusion.

Das Verändern des Körperschwerpunktes und das Andrehen/ Drehen in die Seitenlage bis hin zur Bauchlage, zum Sitz und Stand wirken sich auf die intrathorakalen und abdominalen Druckverhältnisse aus, wie auch auf die Stellung des Diaphragmas. Die Stellung des Thoraxes in den jeweiligen Ausgangsstellungen hat Einfluss auf die Funktionsfähigkeit des Zwerchfells sowie der Inspirationsmuskulatur. Ein erhöhter Oberkörper und die zusätzliche Abnahme der Schwere des Schultergürtels entlasten die Atemmuskulatur.

Die Vertikalisierung des Patienten ohne seine aktive Mitarbeit optimiert nur jene Mechanismen, die durch die Schwerkraft beeinflussbar sind.

CAVE: Sedierung, Hirndruck, Herz-Kreislauf (Katecholamine)

Verbesserung der Atemkoordination

Zur Verhinderung bzw. Behandlung einer wenig effektiven (unökonomischen) Atmung können Techniken der Atemwahrnehmung, der Lagerung, des end-inspiratorischen Holds und Inspirations-/ Exspirationstechniken eingesetzt werden. Am effektivsten ist es diese Techniken zu kombinieren.

Beachte: Bei erhöhtem intraabdominalen Druck kann der Patient nicht ökonomisch atmen, da ihm der notwendige Ausweichraum für das Zwerchfell im Bereich des Abdomens fehlt.

Liegt die Ursache für den erhöhten abdominalen Widerstand in einer Trägheit des Darmes, so kann diese zum Beispiel durch eine Colonmassage verbessert werden.

Inspirationstechniken (z.B. Atemwahrnehmung, Kontaktatmung, Atemlenkung, Atemvertiefung)

Durch einen taktilen Reiz am thorako-abdominalen Übergang soll der Patient seine Atembewegung wahrnehmen und lernen, diese gezielt zu modifizieren.

Wichtig ist hierbei, dass der Therapeut dem Patienten Zeit und Ruhe für die Atemwahrnehmung lässt. Die Atemwahrnehmung kann durch thermische/ taktile Reize oder verbale Aufforderungen verstärkt werden.

Diese Maßnahmen sind auch bei assistierter Beatmung – je nach Bewusstseinslage des Patienten – einsetzbar.

Wirkung: Durch Konzentration auf die Atmung und verbesserte Körperwahrnehmung kann es sowohl reflektorisch als auch bewusst zu einer allgemeinen Entspannung und/ oder einer Aktivierung der Atmung kommen. Daraus resultiert eine Atemvertiefung, besonders in die basalen Lungenabschnitte. Verbesserte Atemkoordination bewirkt eine ökonomischere Atmung und eine bessere Ausnutzung der Ressourcen des Patienten.

Exspiratorische Techniken (PEP-Atmung mit und ohne Geräte wie z.B. Lippenbremse)

Langsames bewusstes Ausatmen, taktil geführt unter keiner oder nur sehr geringer Kompression des unteren Thoraxes, unterstützt durch verbale Aufforderung und phonische Laute. Bei Patienten mit künstlichem Atemwegszugang ist dies nur bedingt möglich.

Eine weitere Technik bei spontan atmenden Patienten ist das langsame bewusste Ausatmen gegen die halbgeschlossenen Lippen (Lippenbremse).

CAVE: Phonische Techniken sind nicht bei künstlichem Atemwegszugang einsetzbar (Ausnahme: Trachealkanülen mit Phonationsventilen und/ oder Fensterung).

Wirkung: Der intrathorakale Druckabfall bei der Ausatmung wird verlangsamt, dadurch wird einem Kollabieren der kleinen Atemwege vorgebeugt (Verhinderung des air-trapping). Zusätzlich werden die Atemwege länger offen gehalten. Dadurch kann das Sekret besser transportiert werden.

Entspannung

Es besteht ein enger Zusammenhang zwischen einer ökonomischen Atmung und der psychischen Verfassung des Patienten. Je angespannter der Patient ist, desto angestrengter wird auch seine Atmung sein.

Mit einer Reihe von Entspannungsverfahren kann man auch beim Intensivpatienten auf die Atmung einwirken und sie so optimieren.

Interventionen sind z.B.:

- Milde Wärmeanwendungen (warme Tücher)
- Muskelentspannung durch langsames passives Bewegen, Lagern und Ausstreichen der Extremitäten
- Muskelentspannung mittels klassischer Massage
- Vibrationsmassage mit einem Gerät (z.B. Vibrax®)
- Konzentration auf den Atemvorgang
- Schüttelungen

Wirkung: Durch Entspannungstechniken kann der Sympathikotonus gedämpft werden. Sie bewirken eine Reduktion des Skelettmuskeltonus und wirken damit auch auf das kardiopulmonale System entspannend.

1.2.5. Apparative Atemhilfen

Apparative Atemhilfen werden zur Ventilationsverbesserung, zur Sekretmobilisation und zum Training der Atemmuskulatur eingesetzt.
Zur Ventilationsverbesserung eingesetzt, dienen sie der alveolären Expansion, d.h. der Homogenisierung der Ventilation (gleichmäßige Belüftung möglichst vieler Alveolen).
Unterstützt werden soll eine langsame vertiefte Inspiration mit einer endinspiratorischen Pause, um die Alveolen möglichst lange offen zu halten, die funktionelle Residualkapazität zu vergrößern und so den Gasaustausch zu optimieren.
Zur Sekretmobilisation/ zum Sekrettransport eingesetzte apparative Atemhilfen beabsichtigen neben der Mobilisation des Sekretes durch die verstärkten Kaliberschwankungen der Bronchiolen vor allem die Verhinderung des bronchiolären/ alveolären Atemwegskollapses durch einen dosierten Exspirationsflow.
Alle Geräte können bereits in der Weaningphase am künstlichen Atemwegszugang mit entsprechenden speziellen Adaptern bzw. Masken eingesetzt werden und beugen, mit Ausnahme des Totraumvergrößerers, einem Atemwegskollaps vor.
Sie ergänzen und unterstützen die Atemtherapie. Das Wirkprinzip des Gerätes ist ausschlaggebend für die Anwendung.
Die Einstellung der Geräte und Dauer der Anwendung sollte bei allen Intensivpatienten immer individuell nach Befund vorgenommen werden.
CAVE: Der Einsatz von apparativen Atemhilfen bei künstlichem Atemwegszugang erfordert zwingend ein Ausatemventil (Sprechkanüle oder Ausatemventil am Gerät selber)

Übersicht Atemtherapiegeräte

Gerät	Vigilanz/ Kooperation notwendig	Eigene Muskelarbeit notwendig	Ventilation = V Sekretmobilisation =S	Besonderheiten
IPPB	Nein	Sehr wenig	V/ S	Anwesenheit eines Therapeuten notwendig
CPAP	Nein	Wenig	V	Hyperkapnie möglich
SMI	Ja	Ja	V	Muskelermüdung Vorhandensein eins Ausatemventils prüfen!
Totraumvergrößerer	Nein	Ja	V/ S	Hyperkapnie möglich
Percussionsgeräte	Nein	Wenig	S	Einstellung durch Therapeuten
PEP-Geräte	Ja	Ja	S	Muskelermüdung
EzPAP	nein	wenig	V/ S	Einstellung durch Therapeuten
IMT-Geräte	Ja	Ja	V	Muskelermüdung Einstellung/ Dosierung durch Therapeuten

Geräte zur Ventilationsverbesserung

IPPB (Intermittent Positive Pressure Breathing)

IPPB-Geräte sind druckgesteuerte Atemtherapiegeräte. Durch die Einatemaktivität triggert der Patient das Gerät und löst so eine Überdruckbeatmung aus. Das Gerät ventiliert die Lunge bis zum vorgewählten Beatmungsdruck. Der vorgewählte Beatmungsdruck kann durch einen variablen Luftstrom (Flow) erreicht werden. Die Exspirationsphase erfolgt mit oder ohne Stenose (geräteabhängig). Bei Einsatz des Ausatemwiderstandes baut sich der intrathorakale Druck langsam ab. Zusätzlich können Sauerstoff oder Aerosole (geräteabhängig) verabreicht werden.
Indikationsstellung, Geräteeinstellung und Verabreichung von Aerosolen/ Sauerstoff erfolgen auf ärztliche Anordnung.
Der Vorteil der IPPB-Anwendung liegt in einer optimierten Ventilation der Lunge, auch wenn der Patient wenig Kraft aufwenden kann. IPPB-Geräte werden sowohl zur Prophylaxe, zur Behandlung von Dystelektasen, Atelektasen und Pneumonien, als auch zur erleichterten Atemvertiefung und Sekretmobilisation/ zum Sekrettransport bei spontanatmenden Patienten eingesetzt.

CF-CPAP (Continuous Flow/ Continuous Positive Airway Pressure)

Durch einen positiven Atemwegsdruck während des gesamten Atemzyklus (Verschiebung der Atemmittellage in den positiven Bereich) kann das Kollabieren oder Verkleben der Alveolen verhindert werden. Der positive Druck erleichtert dem Patienten die Inspiration, während er bei der Exspiration gegen einen dosierten Widerstand ausatmen muss (PEEP). Zur Durchführung ist ein geschlossenes System unabdinglich.

Einsatz zur Verbesserung der Oxygenierung und Erleichterung der Atemmuskelarbeit, zur Prophylaxe von Dys-/ Atelektasen und zur Vermeidung von Atemmuskelermüdung.

EzPAP® (Positive Airway Pressure System)

Die Wirkweise und der Einsatz entsprechen dem des CPAP, nur dass der Druck nicht maschinell erzeugt, sondern mit Hilfe des Coanda Effekts (erhöhter Flow) generiert wird. Der mit Hilfe von Druckluft (Basiswert 5 l/min) erzeugte Flow wird durch die Bauweise des Gerätes auf das 3-4-fache verstärkt. Der dadurch entstehende Widerstand in der Lunge erzeugt den PEEP. Es kann zusätzlich O_2 angeboten werden. Zur Ersteinstellung wird als Richtwert der exspiratorische Druck mit Hilfe eines Manometers gemessen und dann entsprechend der Flow eingestellt.

Es können sowohl Mund-Nasen-Masken als auch Mundstücke verwendet werden. Der Anschluss an eine Trachealkanüle erfolgt mittels Winkelkonnektor und Filter.

EzPAP hat sich besonders zur Förderung der vertieften Inspiration und bei der Eröffnung von Dys-/ Atelektasen bewährt oder nach Inhalation zur effektiveren Sekretmobilisation. Patienten erleben das EzPAP im Gegensatz zur CPAP-Anwendung als weniger invasiv. Dadurch ist die Akzeptanz des Gerätes größer.

SMI (Sustained Maximal Inspiration oder Incentive Spirometer), z.B. Mediflo®, Coach®

Durch das langsame und gehaltene Einatmen wird ein Strömungsmuster begünstigt, das die Atemgase gleichmäßig in der Lunge verteilt. Die unterschiedlichen Atemwegswiderstände können so leichter überwunden und starke Turbulenzen vermieden werden. So kann ein Kollaps der Alveolen verhindert, die kleinen Atemwege besser offengehalten und/ oder minderbelüftete Alveolen besser belüftet werden. Das bewusste Atemhalten am Ende der Inspiration (endinspiratorischer Hold) mit offener Stimmritze (Umkehr des intrapulmonalen Druckes) ist wesentlich günstiger als das Anhalten des Atems mit geschlossener Stimmritze (entspricht dem Pressen).

Man unterscheidet zwischen flow-orientierten und volumen-orientierten Geräten.

Eingesetzt wird das Gerät bei allen restriktiven Ventilationsstörungen zur Anhebung der funktionellen Residualkapazität.

Wird ein Gerät bei einem Patienten mit Trachealkanüle eingesetzt, so muss es die Exspiration durch das Gerät zulassen (Ausatemventil).

Totraumvergrößerer, z.B. Giebelrohr®

Durch die Erhöhung des Totraumvolumens erhöht sich infolge der Rückatmung zunächst der Kohlendioxidpartialdruck (pCO_2). Dies führt zu einer Stimulierung des Atemzentrums und bewirkt eine Vertiefung der Atmung. Es wird vorrangig das Atemzugvolumen gesteigert. Ein endinspiratorischer Hold ist dabei nicht vorgesehen.

Eingesetzt werden kann das Gerät zur Ventilationssteigerung (2-4 Ansatzstücke), aber auch zur Sekretmobilisation und zum Atemmuskeltraining (3-6 Ansatzstücke).

CAVE: Patienten mit neurologischen Defiziten (zentrale Durchblutung).

Geräte zur Sekretmobilisation

Intrapulmonale Percussionsgeräte, z.B. Solvet®

Durch die Erzeugung eines hochfrequenten pulsierenden Gasstroms entstehen Schwingungen, die sich intrapulmonal fortsetzen und eine abklopfende, sekretlösende Wirkung haben. Die erzeugten Schwingungen wirken sich auch auf die Viskosität des Sekretes aus und verflüssigen dieses. Dieses verflüssigte Sekret kann leichter abgesaugt oder abgehustet werden. Der intrapulmonale Druck bleibt konstant bei 2-5 mbar. Auf ärztliche Anordnung können Sauerstoff oder sekretlösende Medikamente zugeführt werden.

Diese Geräte sind geeignet für stark verschleimte Patienten mit insuffizientem Hustenstoß, bzw. wenn deren Lunge nicht zusätzlich gebläht werden sollte (z.B. bei COPD, Lungenemphysem, nach Lungenteilresektion zur Schonung der Anastomosen).

PEP-Geräte (Positive Exspiratoric Pressure) mit Druckschwankungen, z.B. Flutter®, EOS®, Cornet®, RC-Fit classic®.

Niederfrequente Schwingungen, die z.B. durch das Rollen einer Kugel in einem Trichter entstehen, bewirken wechselnde Mund- und Bronchialdrücke, wodurch das Sekret mobilisiert wird. Die leichte Erhöhung des intrabronchialen Druckes wirkt dem Bronchialkollaps entgegen. Ein unproduktiver Hustenreiz soll gedämpft werden.

Einige Geräte können mit einer klassischen Inhalationstherapie mittels Druckluft kombiniert werden.

Eingesetzt zur Sekretmobilisation und zum Sekrettransport bei Erkrankungen mit instabilem Bronchialsystem.

PEP-Geräte ohne Druckschwankungen, z.B. Y-Trainer®, Mediflo duo®

Förderung der exspirationsunterstützenden Muskulatur und Tonisierung instabiler Atemwege durch Ausatmung gegen eine periphere Stenose, die variabel einzustellen ist, um den intrabronchialen Druck zu steigern. Der Druck ist optimal, wenn der Patient mühelos mehrere Atemmanöver durchführen kann. Einige Geräte verfügen auch über ein Druckmanometer, mit dem der Ausatemdruck genau bestimmt werden kann. Zur Durchführung ist der komplette Mundschluss notwendig.

Die Wirkung entspricht der dosierten Lippenbremse.

CAVE: Geräte, die keinen intrapulmonalen positiven Druck aufbauen, verlängern den Atemweg, d.h. sie erhöhen den Totraum und erfordern damit mehr Atemarbeit. Deshalb ist auf eine mögliche Atemmuskelermüdung unbedingt zu achten.

Geräte zur Kräftigung der Atemmuskulatur

IMT-Geräte (Inspiratory Muscle Trainer), z.B. Spiro-Tiger®, Threshold®, Powerbreathe®, RC-Fit classic®

Geräte zur Verbesserung von Kraft und Ausdauer der Inspirationsmuskulatur, die durch ein Erschweren der Einatmung und/ oder einen Widerstand bei der Ausatmung die Atemmuskulatur trainieren (konzentrisch/ exzentrische Muskelarbeit). Voraussetzung hierfür ist eine intakte neuro-muskuläre Funktion. Der Trainingseffekt stellt sich durch die Wiederholungen und die damit erreichte Superkompensation ein. Es gelten die üblichen Prinzipien der Trainingstherapie.

Literatur

Bourdin G et al.: The feasibility of early physical activity in intensive care unit patients. Respir. Care 2010; 15: 400-407

Burtin C, Clerckx B, Robbeets C, Ferdinande P, Langer D, Troosters T, Hermans G, Decramer M, Gosselink R: Early exercise in critically ill patients enhances short-term functional recovery Critical Care Medicine Sep 2009; 37(9): 2499-2505

Chang A et al.: Standing with the assistance of a tilt table improves minute ventilation in chronic critical ill patients. Arch Phys Med Rehabil Dec 2004; 85(12): 1972-1976

Ciro S et al.: Muscle retraining in ICU Patient Monaldi Arch Chest Dis. 2003 Oct-Dec; 59(4): 300-303

Burchardi H., Larsen R., Marx G., Muhl E.: Die Intensivmedizin Springer-Verlag, Berlin, Heidelberg Feb. 2011

Friedrich O, Hund E: Critical illness myopathie bei IST-Patienten. Anaesthesist 2006, 55: 1271-1280

Gärtner U, Roth G: Physiotherapie in der Intensivmedizin. Pflaum Verlag, München 2000

Leitlinie (S3) der Deutschen Gesellschaft für Anästhesiologie und Intensivmedizin (DGAI): Lagerungstherapie von kritisch Erkrankten auf Intensivstation. 2013. AWMF. Register 001-015

Leitlinie (S3) „Nichtinvasive Beatmung als Therapie der chronischen respiratorischen Insuffizienz der Deutschen Gesellschaft für Pneumologie und Beatmungsmedizin (DGP)“. 2024. AWMF. Register 020-008

Leitlinie (S2k) der Deutschen Gesellschaft für Pneumologie und Beatmungsmedizin (DGP) „Prolongiertes Weaning“. AWMF. Register 080-015

Leitlinie (S2k) der Deutschen Gesellschaft für Neurorehabilitation (DGNR) „Prolongierte Beatmungsentwöhnung in der neurologisch-neurochirurgischen Frührehabilitation”. 2025. AWMF. Register 020-002

Leitlinie (S3) der Deutschen Interdisziplinären Vereinigung für Intensiv- und Notfallmedizin (DIVI) „Empfehlungen zur Therapie von Patienten mit Covid 19 -Living Guideline. 2025. AWMF. Register 113-001

Malkoc M, Karadibak D, Yildirim Y: The effect of physiotherapy on ventilatory dependency and the length of stay in an intensive care unit. International Journal of Rehabilitation Research Mar 2009; 32(1): 85-88

Morris PE, Goad A, Thompson C, Taylor K, Harry B, Passmore L, Ross A, Anderson L, Baker S, Sanchez M, Penley L, Howard A, Dixon L, Leach S, Small R, Hite RD, Haponik E: Early intensive care unit mobility therapy in the treatment of acute respiratory failure. Crit Care Med. Aug 2008; 36(8): 2238-2243

Needham DM, Truong AD, Fan E: Technology to enhance physical rehabilitation of critically ill patients. Crit Care Med. Oct 2009; 37(10 Suppl): 436-441

Needham DM: Mobilizing patients in the intensive care unit: improving neuromuscular weakness and physical funktion. JAMA 2008, 300: 1685-1690

Oczenski W, Andel H, Werba A: Atem-Atemhilfen. 7. Auflage, Georg Thieme Verlag KG, Stuttgart, New York 2006

O'Connor ED, Walsham J: Should we mobilise critically ill patients? A review. Crit Care Resusc. Dec 2009; 11(4): 290-300

Pfausler B: Neuromuskuläre Symptome bei ITS-Patienten. Intensiv-News, Ausgabe 6, 2003

Rockmann F: Taschenbuch Monitoring Intensivmedizin, 2. Auflage, Medizinisch Wissenschaftliche Verlagsgesellschaft Berlin, 2011

Schenker A: Analytische Atemtherapie Untersuchung, Analyse und Behandlung in der Atemtherapie Verlag: Edition Phi 2000

Schweickert WD, Pohlman MC, Pohlman AS et al.: Early physical and occupational therapy in mechanically ventilated, critically ill patients: a randomised controlled trial. Lancet 2009, 373: 1874-1882

Skinner EH, Berney S, Warrillow S, Denehy L: Development of a physical function outcome measure (PFIT) and a pilot exercise training protocol for use in intensive care. Crit Care Resusc. Jun 2009; 11(2): 110-115

Storch Ej, Kruszynki DM: From rehabilitation to optimal function: role of clinical exercise therapy Crit Care Med. Aug 2008; 14(4): 451-455

2. Herz-/ Kreislaufsystem

Kathrin Stöver

Vorbemerkungen

Grundsätzlich ist das Ziel physiotherapeutischer Behandlungen Primärschäden mittels physiotherapeutischer Interventionen zu beeinflussen, Sekundär- bzw. Tertiärschäden (z.B. Pneumonien oder Leistungsabbau der Patienten) zu vermeiden bzw. gleichermaßen darauf Einfluss zu nehmen, dass die körperliche Leistungsfähigkeit der Patienten in Abhängigkeit ihrer Belastbarkeit erhalten bzw. gesteigert werden kann.

Der Status quo des Herz-/ Kreislaufsystems bestimmt die Wahl und die Wirksamkeit physiotherapeutischer Interventionen. Vice versa haben alle physiotherapeutischen Interventionen Einfluss auf das Herz-/ Kreislaufsystem, so dass dieses im Zentrum physiotherapeutischer Aufmerksamkeit und physiotherapeutischen Wirkens steht.

Entscheidend für die Wahl der Interventionen ist dabei, ob eine (diagnostizierte) Herz-/ Kreislauferkrankung im Sinne der Primärerkrankung oder eine Dysfunktion des Herz-/ Kreislaufsystems als Begleiterkrankung infolge eines akuten Ereignisses vorliegt.

Zur Kategorisierung und Behandlungsoptimierung bietet sich eine Phaseneinteilung an.

- keine bis geringe Belastbarkeit (strenge Bettruhe)
- zunehmende Belastbarkeit (aufgelockerte Bettruhe)
- Stabilisierung (aufgehobene Bettruhe)

Gemäß der physiotherapeutischen Befunderhebung orientiert sich die physiotherapeutische Behandlungsstrategie unter Berücksichtigung aller Kontraindikationen und relevanter Vorerkrankungen in der Wahl der physiotherapeutischen Interventionen am aktuellen Zustand des Patienten. Zudem spielen Alter und Allgemeinzustand (Frailty) des Patienten und die als mittelfristig zu betrachtenden Ziele eine wesentliche Rolle.

Zu beachten sind:

- Medikation (hier insbesondere mit kreislaufaktiver Wirkung)
- hämodynamischer Zustand, Herzrhythmus
- Organfunktion und gegebenenfalls Organersatzverfahren (insbesondere Kreislauf unterstützende Systeme)
- Schrittmacher/ Defibrillatoren
- Laborparameter

2.1. Kontrollkriterien/ Parameter

Während der Behandlung sind objektive und subjektive Kontrollkriterien bzw. Parameter zu bewerten. Durch physiotherapeutische Maßnahmen können beeinflusst werden (grau hinterlegt = beeinflussbar; grau = relativ beeinflussbar):

Objektive Kontrollkriterien/ Parameter

- Blutdruck
- Herzfrequenz
- Atmung/ Atemfrequenz
- Temperatur
- Laborparameter, wie Myokardmarker

Graduierbare subjektive Kontrollkriterien

- Bewusstseinszustand
- Schmerz (z.B. Angina Pectoris)
- Dyspnoe (Zyanose?)

Subjektive Kontrollkriterien

- psychische Reaktionen/ Verhalten
- Erschöpfungszeichen/ Schwäche
- Schwindel
- orthosympathische Dysregulationen (Schwitzen, Blässe)

2.2. Ziele und Interventionen im Rahmen eines Phasenmodells

Keine bis geringe Belastbarkeit (strenge Bettruhe)

Behandlungsziele	Therapeutische Interventionen	Bemerkungen	Abschlusskriterien/ Bewertung
Vermeiden bzw. Behandlung von			
▪ zusätzlicher hämodynamischer Belastung	Lagerungstechniken: Oberkörper-Hochlagerung (30°); Herzbett	Entlastung des Herz-/ Kreislaufsystems! **Beachte:** ▪ kreislaufaktive Medikamente: ja/ nein? ▪ in welcher Dosierung? ▪ Sedativa: ja/ nein?	▪ Patient ist hämodynamisch stabil; keine schweren Rhythmusstörung
▪ pulmonalen Komplikationen (Ventilationsstörungen, Atelektasen, Sekretretention)	passiv/ assistiv: ▪ atemtherapeutische Maßnahmen (siehe Atmung)	**Beachte**: Anpassung der Maßnahmen an maschinelle invasive/ noninvasive Beatmung bzw. an Spontanatmung	Beobachten von Atmung und mucocilliärer Clearance/ keine pulmonalen Komplikationen
▪ muskuloskelettalen Defiziten	▪ Anbahnen physiologischer Bewegungsabläufe ▪ Strukturerhalt bzw. Funktionsunterstützung, Funktionserhalt	**Beachte**: keinen bzw. nur geringen Widerstand setzen; Zusätzliche hämodynamische Belastung vermeiden Entwicklung der Myokardmarker überprüfen!	Überprüfen der Ausführbarkeit und Auswirkung auf Hämodynamik und Atmung → Pat. ist in der Lage assistiv/ aktiv Anforderungen an ihn zu erfüllen entsprechend seiner kardiopulmonalen Belastbarkeit

Zunehmende Belastbarkeit (aufgelockerte Bettruhe)

Behandlungsziele	Therapeutische Interventionen	Bemerkungen	Abschlusskriterien/ Bewertung
Vermeiden bzw. Behandlung von			
▪ pulmonalen Komplikationen (siehe Phase 1)	Lagerungstechniken (s.o.) Lagewechsel: assistiv/ aktiv assistiv/ aktiv: ▪ atemtherapeutische Maßnahmen (siehe Atmung)		Stabile Hämodynamik
▪ muskuloskelettalen Defiziten	▪ Steigerung der physischen Belastung (dosierte Belastung) → Bewegungstherapie: ▪ zunehmende Funktionsoptimierung ▪ Steigerung von Tempo/ stärkerer Widerstand möglich ▪ beginnende Vertikalisierung ▪ beginnendes ADL-Training	Beachten und Überwachen der objektiven Parameter und subjektiven Zeichen → serielle Wiederholungen bzw. Dauer der Belastung danach ausrichten **Beachte**: akuter Myokardinfarkt: auf Sekundenrhythmus achten, keine Tiefatmung	Patient ist (motorisch) in der Lage, die seitens des Physiotherapeuten an ihn gestellten Anforderungen bezüglich der physischen Belastung, ADLs und Transfers zu erfüllen. Akuter Myokardinfarkt: Gipfel der Myokardmarker ist überschritten; Patient ist ohne Ischämiezeichen; keine Rhythmusstörungen

Stabilisierung (aufgehobene Bettruhe)

Behandlungsziele	Therapeutische Interventionen	Bemerkungen	Abschlusskriterien/ Bewertung
Gesteigerte physische Belastbarkeit inklusive ADLs und Transfers in höhere Ausgangsstellungen	Transfer zum Sitz (Bettkante/ Therapiesessel/ Stand/ Gang (mit und ohne Hilfsmittel)		Überprüfen der Belastbarkeit und ADLs anhand der erhobenen physiotherapeutischen Befunde unter Monitoring entsprechender Parameter und Angabe serieller Wiederholungen
	Bewegungstherapie im Sinne eines aeroben Trainings in höheren Ausgangsstellungen Einsatz von Geräten (Motomed letto; Motomed Viva 2; Galileo...) möglich		Herz-Kreislaufparameter bleiben unter Belastung stabil; gute Toleranz der gesteigerten Belastung seitens des Patienten
Sicherstellen, dass Patient aufgeklärt ist über Krankheitsgeschehen und eventuelle Konsequenzen, Risikofaktoren, Coping-Strategien			Patient ist entsprechend aufgeklärt und in der Lage, die Informationen zu verarbeiten.

2.3. Physiotherapeutische Interventionen mit Einfluss auf das Herz-/ Kreislaufsystem

- Atemtherapie
- Lagerungstherapie/ Ausgangsstellungen
- Bewegungstherapie
- Entstauungs- und Kompressionstherapie
- begleitende Maßnahmen

2.4. Tabellarische Übersicht der Interventionen und ihren Wirkungen

Interventionen	Wirkungen
Atemtherapie (Beschreibung der Interventionen siehe Kapitel Atmung)	Siehe Abschnitt Atmung **CAVE!** Pressatmung vermeiden, da: ▪ Anstieg des intrathorakalen Druckes um 200–400 mmHg ▪ Abfall des Schlagvolumens durch reduzierten Rückfluss des Blutes zum Herzen ▪ verminderte Koronardurchblutung ▪ Anstieg des Blutdruckes ▪ kurz nach dem Pressen Abfall des Blutdruckes → erhöhter Rückstrom zum Herzen führt zu erneutem Druckanstieg → Vagusstimulation → Rhythmusstörungen möglich
Lagerungstherapie *Ausführung:* Patient in Rückenlage (mittels Verstellen des Bettes und entsprechenden Lagerungskissen) in Oberkörperhochlage und Absenken der Beine (gegebenenfalls Unterlagerung der Knie) sowie Unterlagern der Arme unter Abnahme der Eigenschwere. **Transfers:** (Stehbett/ Bettkante/ Stand/ Therapiesessel/ Stehbrett)	→ Beeinflussung der Hämodynamik; Vermeiden orthostatischer Dysregulationen! Katecholamine beachten! **Herzbettlagerung** (kardioprotektive Lagerung): Senkung der Vorlast (Preload) des Herzens (Verminderung des venösen Rückstromes) → Entlastung des Herzens, Verhindern von Lungenödemen, Anstieg des Herzzeitvolumens. Erhöhen des peripheren Sauerstoffangebotes **Vertikalisierung:** → höhere Ausgangsstellungen bedingen Zunahme der Schwerkraftwirkung auf das Herz-/ Kreislaufsystem

Interventionen	Wirkungen
Training zur Kreislaufstabilisierung (Beschreibung der Interventionen siehe Kapitel Motorik)	▪ Steigerung der Kontraktionskraft und Elastizität der Gefäße → verbesserte Durchblutung mit verbesserter Sauerstoffversorgung des Herzmuskels und des peripheren Gewebes ▪ Ökonomisierung der Herzleistung ▪ Senkung der Schlagfrequenz ▪ Erhöhung des Schlagvolumens ▪ Förderung des venösen und lymphatischen Rückstromes ▪ Verringerung der Thromboseneigung ▪ Steigerung von Ausdauer und Belastbarkeit durch Heraufsetzen der Ermüdungsgrenze ▪ Steigerung des Stoffwechsels ▪ Normalisierung von Stress – Reaktionsmustern **Beachte:** Gabe von Beta-Blockern beeinflusst Herzfrequenz → Aussagekraft damit verändert → Aerobes Ausdauertraining im submaximalen Bereich (40–80% der maximalen Leistungsfähigkeit); Verbleiben im ischämiefreien Bereich → Kraft/ Ausdauertraining → 30–60% der maximalen Kraft ohne Pressatmung → Borg-Skalen zur Evaluation einsetzen
Entstauungs- und Kompressionstherapie **Lagerung**: Unterlagern vor allem der Extremitäten des Patienten mit Lagerungskissen in Rücken-/ Seitenlage (möglichst über Herzniveau); Oberkörperhochlagerung mindestens 30° (siehe Lagerungstherapie) **Entstauende Massagen/ Ausstreichungen**: von distal nach proximal **Manuelle Lymphdrainage** als manuelle Massagetechnik mit systematischer Anordnung und rhythmischer Folge von Dreh-, Schöpf- und Pumpgriffen sowie stehenden Kreisen und Spezialgriffen **Kompressionstherapie:** Bandagierungen von distal nach proximal unter Abnahme der Kompression Kinesiotape	▪ Anstieg der venösen Fließgeschwindigkeit ▪ Unterbrechen des pathologischen Refluxes in den Venen → Verhinderung von Ödemen ▪ Verringerung des lokalen Blutvolumens → Umverteilung des Blutvolumens in zentrale Körperabschnitte → Anstieg der kardialen Vorlast und des Herzzeitvolumens (nicht immer zielführend!) ▪ (indirekte) Beeinflussung der arteriellen Durchblutung ▪ Einfluss auf die Flüssigkeitsresorption **Kontraindikationen beachten!!** ▪ Aktivierung des Lymphsystems durch Erhöhung der Pumpfrequenz und Erhöhung der Durchflussrate, d.h. Optimierung des Lymphabflusses ▪ Verschieben eiweißreicher Ödemflüssigkeit von gestautem, in freies, gesundes Gewebe. Kontraindikationen beachten! ▪ sympathikolytisch (Patienten werden ruhig, entspannen) ▪ schmerzlindernd ▪ tonussenkend (Skelettmuskulatur)
Begleitende Interventionen aus der Physikalischen Therapie **Hydrotherapie** mit und ohne Zusätzen: heiße Rolle, Wickel, Auflagen **Massagetherapie/ Reflexzonentherapie** Segment-, Bindegewebs-, Fußreflexzonenmassage **Osteopathie** **Elektrotherapie** **Kinesiotape**	**Kontraindikationen beachten!!** ▪ detonisierend, beruhigend/ entspannend/ ordnend ▪ detonisierend, beruhigend/ entspannend; Einflussnahme auf das Organsystem über den cuti-viszeralen Reflexbogen ▪ Stimulation der Autoregulation ▪ begleitend zur Bewegungstherapie zur Muskelkräftigung ▪ Schmerzlinderung **CAVE**: Pacemaker! ▪ entstauend ▪ detonisierend, tonisierend (als Organtape)

Literatur

Berliner, M.: Kompendium Physikalische Medizin, Steinkopff-Verlag, Darmstadt 1992
Cordes, Chr., Arnold, W., Zeibig, B.: Physiotherapie – Innere Medizin, Verlag Urban & Fischer, München, Jena 2014
Cotta, H., Heipertz, W., Hüter-Becker, A., Rompe, G. (Hrsg.): Krankengymnastik Bd. 8 Innere Medizin, Thieme Verlag Stuttgart 1990
KNGF Guideline in Cardiac Rehabilitation: Supplement to the Dutch Journal of Physical Therapy, 121(4) 2011
Kolster, B.C. et al.: Handbuch Physiotherapie, KVM - der Medizinverlag, 2017
Michels, G., Kochanek, M. (Hrsg.): Repetitorium Internistische Intensivmedizin, Springer-Verlag, Berlin, Heidelberg 2011
Silbernagel, S., Lang, F.: Taschenatlas Pathophysiologie, Thieme-Verlag, Stuttgart 2009

3. Bewegungsapparat

Michaela Braxenthaler, Bernd Ellner und Kathy Meckel

Vorbemerkungen

Motorik ist die Fähigkeit sich gezielt, mit angepasster Kraft und Ausdauer zu bewegen.

Bewegung kann willentlich, unwillkürlich oder pathologisch stattfinden.

Willentliche Bewegung startet mit der Motivation zur Bewegung, der Planung der Bewegung, einer „Mustererstellung" und der spinalen Weiterleitung der Information an die ausführende Muskulatur. Gleichzeitig wird die Bewegung kontrolliert und bei Bedarf modifiziert.

Bewegungen, ob willentlich oder pathologisch, erfolgen über das muskuloskelettale System und sind eng an kognitive und psychische Fähigkeiten gekoppelt.

Unwillkürliche Bewegungen finden auf Organ- oder Reflexebene statt.

Die Qualität und Quantität der Bewegung ist wiederum abhängig vom Zustand des muskuloskelettalen Systems in allen seinen Anteilen und den neurologischen Strukturen.

Für komplexe funktionelle Bewegungen müssen dynamische und isometrische, sowie konzentrische und exzentrische Muskelarbeit in Abstimmung aufeinander ausgeführt werden.

Ziel der physiotherapeutischen Behandlung in Bezug auf den Bewegungsapparat ist es, die willentliche Bewegung anzubahnen, zu fördern, zu erhalten, zu optimieren und zu trainieren, sowie pathologische Bewegungsmuster zu hemmen.

Die Funktion des motorischen Systems kann durch Traumata direkt am muskuloskelettalen System beeinträchtigt sein. Weitere mögliche Ursachen sind neurologische Störungen, Schmerzen, Ödeme, mangelnde Vigilanz und Kooperationsfähigkeit, die Psyche (Angst!) oder auch Medikamente (Sedativa, Analgetika).

Beim Patienten auf der Intensivstation sind in der Regel mehrere Strukturen, oft auch aufgrund der intensivmedizinischen Behandlung betroffen oder in ihrer Funktion beeinträchtigt.

Als Vorraussetzung für eine gezielte physiotherapeutische Intervention ist eine differenzierte und umfassende Befunderhebung des Patienten erforderlich.

Physiotherapeutische Interventionen können strukturerhaltend oder funktionsfördernd wirken.

Beim sedierten Patienten kann nur strukturerhaltend gearbeitet werden, während beim wachen Patienten immer die funktionsfördernden Maßnahmen im Vordergrund stehen. Ziel jeder Behandlung ist das Erhalten und Fördern physiologischer und ökonomischer Bewegung mit adäquatem Muskeltonus sowie das Vermeiden von Bewegungseinschränkungen, Ausweichbewegungen und pathologischen Bewegungen.

In Bezug auf das muskuloskelettale System können die physiotherapeutischen Maßnahmen beim Intensivpatienten auf folgende Strukturen/ Funktionen Einfluss nehmen:

- Muskulatur (Tonus, Dehnfähigkeit, Kraft, Ausdauer, intra- und intermuskuläre Koordination)
- Gewebeelastizität (Gelenkkapsel, Sehnen, Bänder, Faszien, Haut)
- Gelenkspiel/ -beweglichkeit.

Ziele der Physiotherapie in der Intensivmedizin in Bezug auf den Bewegungsapparat

- Erhalten/ Erreichen der größtmöglichen Selbständigkeit und Rehabilitationsfähigkeit
- Erhalten/ Verbessern der Gelenkbeweglichkeit
- Erhalten/ Verbessern der Gewebeelastizität
- Erhalten/ Fördern/ Regulieren von Muskeltonus
- Erhalten/ Fördern von Muskelkraft und Ausdauer
- Erhalten/ Fördern der Koordination und Ökonomisierung der Bewegung
- Anbahnen von Bewegungsabläufen und Lagewechseln

Physiotherapeutische Maßnahmen in Bezug auf den Bewegungsapparat werden immer auf die aktuelle kardiopulmonale Belastbarkeit, die Vigilanz, bzw. die Sedierungstiefe des Patienten und auf sämtliche intensivmedizinischen Interventionen abgestimmt.

Bewegung kann passiv, aktiv-assistiert und aktiv stattfinden.

Jede physiotherapeutische Behandlung sollte so aktiv wie möglich, so passiv wie nötig sein und die für den Patienten individuell höchstmögliche Position zum Ziel haben. In manchen Fällen ist es allerdings therapeutisch sinnvoll, Bewegungssequenzen in einer niedrigeren Ausgangsstellung zu trainieren.

3.1. Physiotherapeutische Interventionen auf der Intensivstation

Ziele	Mögliche physiotherapeutische Intervention
Erhalten/ Verbessern der Gelenkbeweglichkeit	▪ Lagerung ▪ Passive, assistive, aktive Bewegungen ▪ CPM-Schiene ▪ Arm- und Beintrainer
Erhalten/ Verbessern der Gewebeelastizität	▪ Gewebetechniken (z.B. aus der BGM, der klassischen Massage, der Reflektorischen Atemtherapie, der manuellen Therapie) ▪ Narbenbehandlung ▪ Entstauung durch Hochlagerung, Kompression oder Manuelle Lymphdrainage ▪ Faszientechniken ▪ Thermische Reize
Regulieren von Muskeltonus (tonisierende/ detonisierende Maßnahmen)	▪ Passives und aktives Bewegen ▪ Reflexhemmendes Bewegen ▪ Lagerung ▪ Thermische Reize ▪ Tapping ▪ Tapetechniken ▪ Elektromuskuläre Stimulation (EMS)
Erhalten/ Verbessern der Nervengleitfähigkeit	▪ Nervenmobilisationstechniken
Reduzieren von Ödemen	▪ Hochlagerung ▪ Ausstreichungen ▪ Kompression ▪ Passives und aktives Bewegen ▪ Manuelle Lymphdrainage ▪ Komplexe physikalische Entstauungstherapie ▪ Tapen
Erhalten/ Fördern der Koordination und Ökonomisierung der Bewegung	▪ Erarbeiten der Bewegungskontrolle ▪ Einüben von komplexen Bewegungen ▪ Positions- und Lagewechsel ▪ Apparative Hilfsmittel ▪ ADL-Training ▪ Trainingsgeräte
Erhalten/ Aufbau von Muskelkraft	▪ Aktives Bewegen ohne oder mit Widerstand ▪ Apparative Hilfsmittel ▪ Trainingsgeräte ▪ Elektrotherapie
Förderung der Gleichgewichtsreaktionen	▪ Veränderung der Unterstützungsfläche ▪ Schulen von Gleichgewichtsreaktionen

3.2. Beschreibung einzelner physiotherapeutischer Maßnahmen

Die meisten physiotherapeutischen Interventionen wirken systemisch und beschränken sich nicht auf ein Organsystem. Maßnahmen, die die Motorik beeinflussen, haben nicht nur Auswirkungen auf das muskuloskelettale System, sondern auch auf das Herzkreislaufsystem, die Atmung und die Wahrnehmung. Dies ist auch im umgekehrten Sinne der Fall.

CAVE: Grundsätzlich ist darauf zu achten, dass die Funktion von Messgeräten und Geräten zur Unterstützung von Organfunktionen durch die Physiotherapie nicht behindert wird. Der Fluss von zuleitenden und ableitenden Systemen darf nicht gestört werden.

Passives Bewegen

Passives Bewegen muss als physiotherapeutische Maßnahme sehr genau überlegt sein. Eine Anpassung in der Ausführung bezüglich Bewegungsausmaß, Intensität, Tempo und Frequenz muss individuell erfolgen (bzgl. Patient, Behandlungsziel).

Es wird eingesetzt zur Förderung und Verbesserung der Wahrnehmung des eigenen Körpers, Fordern und Fördern der Propriozeption, Anbahnen von Bewegung, Regulation des Muskeltonus, Atemtherapie und Kreislaufanregung.

Bei fehlendem Muskeltonus muss das Bewegen langsam, mit kleinem Bewegungsausmaß und wenigen Wiederholungen um die Gelenksmittelstellung erfolgen. Durch die reduzierte Bänder- und Kapselspannung ist kein Endgefühl zu spüren und es besteht die Gefahr, Mikrotraumata zu verursachen. Techniken aus der Manuellen Medizin sind in dieser Phase kontraindiziert.

CAVE: Physiologische dreidimensionale Bewegungsmuster benötigen einen guten Gelenkschutz, der durch eine adäquate und gelenksnahe Grifftechnik gewährleistet wird.

Mit zunehmendem Muskeltonus kann das Bewegungsausmaß und auch die Komplexität der Bewegungen gesteigert werden.

Aktiv assistiertes Bewegen

Sobald der Patient in der Lage ist eine geringfügige, willentliche Muskelkontraktion auszuführen, erfolgen Bewegungen immer mit der Aufforderung zur Eigenaktivität und mit angepasster Unterstützung.

Bekannte Bewegungsmuster, die Orientierung am eigenen Körper und eine Bewegung mit der Schwerkraft unterstützen die Eigenaktivität des Patienten.

Durchführung: siehe passives Bewegen.

Aktives Bewegen

Aktive Bewegungsübungen können Kraft, Beweglichkeit, Koordination und Ausdauer verbessern und werden abhängig vom Ziel ausgewählt.

In Anlehnung an die Trainingstherapie sind die Variablen auf der Intensivstation Bewegungswiderstand und Wiederholungszahl.

- **Kraft:** Wenige Wiederholungen bei ca. 80% der Maximalkraft
- **Ausdauer:** Häufige Wiederholungen bei ca. 30–50% der Maximalkraft
- **Koordination:** komplexe, mehrgelenkige Bewegungen, Positions- und Lagewechsel (z.B. Querbettsitz), exzentrisches und reaktives Training

CAVE: Bei allen Aktivitäten ist auf eine ruhige und gleichmäßige Atmung zu achten.

Vertikalisierung und Fortbewegung

Ziel jeder Behandlung ist das Erarbeiten der höchstmöglichen Position, auch wenn sie vom Patienten noch nicht selbständig erreicht werden kann.

Vertikalisieren begünstigt die Tonisierung der Haltemuskulatur und fördert die Kopf- und Rumpfkontrolle sowie die Vigilanz durch die Aktivierung der Formatio reticularis.

Das vestibuläre System, die Atmung, die Tätigkeit von Darm und Nieren, die Blasenentleerung, der Kreislauf und der Knochenstoffwechsel profitieren durch Vertikalisierung. Zusätzlich werden Wahrnehmung, Orientierung und Psyche positiv beeinflusst.

Aktive Positions- und Lagewechsel und kurzfristiges freies Sitzen stimulieren stärker als längeres passives Sitzen. Der Einsatz von Hilfsmitteln und Lagerung kann dabei unterstützend wirken. Ermüdungszeichen sind aber unbedingt zu beachten.

Das Gehen mit dem Intensivpatienten ist möglich, aber immer abhängig von den Vitalparametern, der Grunderkrankung und dem Einsatz von Geräten zur Unterstützung von Organfunktionen. Es erfordert in jedem Fall die Zustimmung zur Mobilisation durch den behandelnden Arzt, genaue Kontrolle der Vitalparameter und genügend Fachpersonal zur Sicherung des Patienten.

Apparative Hilfsmittel

CPM-Schienen bewegen ein Gelenk im vorgegebenen Bewegungsausmaß mit eingestellter Geschwindigkeit und kommen an großen Gelenken zum Einsatz.
Mit *elektrischen Arm- und Beintrainern* kann der Patient sowohl passiv bewegt werden als auch aktiv trainieren.
Auf Gelenkschutz, gute Lagerung, Stabilität und Ermüdungszeichen beim Patienten achten.
Lifter, Rutschbretter oder Drehscheiben erleichtern den Transfer des Patienten.
Mobilisationsstühle und Stehbrett ermöglichen die Vertikalisierung bei Patienten mit nicht ausreichender Kraft, Vigilanz, Rumpf- oder Kopfkontrolle.
Orthesen, Gehwagen oder Rollator unterstützen die ersten Steh- und Gehversuche nach längerer Liegezeit.

Trainingsgeräte

Limitierender Faktor beim Einsatz von Trainingsgeräten auf der Intensivstation ist die Hygiene. Zum Einsatz kommen nur Geräte, die desinfiziert oder sterilisiert werden können oder bei einem Patienten verbleiben.
Bewährte Trainingsgeräte auf der Intensivstation sind:

- Thera-Bänder, Gewichte, Greifspiele, Luftballons
- Dinge des täglichen Lebens, wie z.B. Waschlappen, Bürste, Zahnbürste, Trinkbecher, Besteck, usw.

zur Schulung von Gebrauchsbewegungen, zur Motivation und zur Verbesserung von Kraft, Koordination und Ausdauer.

- Atemtherapiegeräte (siehe Kapitel: 1 Atmung und Tab. Hilfsmittel)

Literatur

Bailey P, Thomsen GE, Spuhler VJ, Blair R, Jewkes J, Bezdjian L, Veale K, Rodriquez L, Hopkins RO: Early activity is feasible and safe in respiratory failure patients. Crit Care Med. 2007 Jan; 35 (1): 139-45

Barber EA, Everard T, Holland AE et al (2015) Barriers and facilitators to early mobilisation in intensive care: a qualitative study. Aust Crit Care 28(4):177–182.

Bernhardt J, Churilov L, Ellery F et al (2016) Prespecified dose-response analysis for a very early rehabilitation trial (AVERT). Neurology 86(23):2138–2145

Buck M., Beckers D., Adler S.: PNF in der Praxis, 7. Aufl., Springer, Berlin 2013

Burtin C, Clerckx B, Robbeets C et al (2009) Early exercise in critically ill patients enhances short-term functional recovery. Crit Care Med 37(9):2499–2505

Chang AT, Boots RJ, Hodges PW, Thomas PJ, Paratz JD (2004): Standing with the assistance of a tilt table improves minute ventilation in chronic critically ill patients, Arch Phys Med Rehabil. 2004 Dec. 85(12):1972-6.

Daniels, L., Worthingham, C.: Muskelfunktionsprüfung, 4. Aufl., Fischer Stuttgart 1982

Davis J, Crawford K, Wierman H, Osgood W, Cavanaugh J, Smith KA, Mette S, Orff S: Mobilization of Ventilated Older Adults. J. Geriatr. Phys Ther. 2013 Mar 8.

Denehy L, Skinner EH, Edbrooke L, Haines K, Warrillow S, Hawthorne G, Gough K, Hoorn SV, Morris ME, Berney S: Exercise rehabilitation for patients with critical illness: a randomized controlled trial with 12 months of follow-up. Crit Care. 2013 Jul 24; 17 (4):R156.

Deutsche Gesellschaft für Anästhesiologie und Intensivmedizin e.V. (DGAI), S3-Leitlinie Lagerungstherapie und Mobilisation von kritisch Erkrankten auf Intensivstationen, 3.0, 25.07.2023, Verfügbar unter: https://register.awmf.org/de/leitlinien/detail/001-015

Frisch, H.: Programmierte Untersuchung des Bewegungsapparates, 9. Aufl. Springer, Berlin 2009

Gosselink R, Clerckx B, Robbeets C, Vanhullebusch T, Vanpee G, Segers J: Physiotherapy in the Intensive Care Unit, Neth J. Crit. Care. 2011 April Vol. 15 No2

Janda, V.: Manuelle Muskelfunktionsdiagnostik, 5. Aufl., Urban & Fischer Stuttgart 2000

Kapandji, I.A.: Funktionelle Anatomie der Gelenke, 5. Auflage Thieme, Stuttgart 2009

Kendall, F.P., Kendall McCreary , E.: Muskeln Funktionen und Tests. 5. Auflage Urban & Fischer, Stuttgart 2008

Kisner, H., Colby, L.A.: Vom Griff zur Behandlung, 2.Aufl. Thieme, Stuttgart 2000

Klein-Vogelbach, S.: Funktionelle Bewegungslehre, 5.Aufl. Springer, Berlin 2000

Morris PE, Goad A, Thompson C, Taylor K, Harry B, Passmore L, Ross A, Anderson L, Baker S, Sanchez M, Penley L, Howard A, Dixon L, Leach S, Small R, Hite RD, Haponik E.: Early intensive care unit mobility therapy in the treatment of acute respiratory failure. Crit Care Med. 2008 Aug; 36 (8):2238-43.

Morris PE, Griffin L, Berry M, Thompson C, Hite RD, Winkelman C, Hopkins RO, Ross A, Dixon L, Leach S, Haponik E: Receiving early mobility during an intensive care unit admission is a predictor of improved outcomes in acute respiratory failure. Am J Med Sci. 2011 May; 341 (5):373-7.

Nava S, Piaggi G, De Mattia E, Carlucci A: Muscle retraining in the ICU patients, Minerva Anestesiol, 2002; Vol 68: 341-5

Pronovost PJ, Berenholtz SM, Goeschel C, Thom I, Watson SR, Holzmueller CG, Lyon JS, Lubomski LH, Thompson DA, Needham D, Hyzy R, Welsh R, Roth G, Bander J, Morlock L, Sexton JB: Improving patient safety in intensive care units in Michigan. J Crit Care, 2008 Jun; 23 (2):207-21

Schaller SJ, Anstey M, Blobner M et al (2016) Early, goal-directed mobilisation in the surgical intensive care unit: a randomised controlled trial. Lancet 388(10052):1377–1388.

Schweickert et al.: Early physical and occupational therapy in mechanically ventilated, critically ill patients: a randomized controlled trial, Lancet. 2009 May 30; 373 (9678):1874-82

Stiller K, Phillips AC, Lambert P: The safety of mobilization and its effect on hemodynamic and respiratory status of intensive care patients. Physiotherapy Theory and Practice, 2004 20: 175-185

Stiller K.: Physiotherapy in intensive care: an updated systematic review. Chest 2013 Sep;144(3):825-47.

Stiller K: Physiotherapy in intensive care: towards an evidence-based practice. Chest 2000 Dec; 118 (6):1801-13.

TEAM Study Investigators and the ANZICS Clinical Trials Group; Hodgson CL, Bailey M, Bellomo R, Brickell K, Broadley T, Buhr H, Gabbe BJ, Gould DW, Harrold M, Higgins AM, Hurford S, Iwashyna TJ, Serpa Neto A, Nichol AD, Presneill JJ, Schaller SJ, Sivasuthan J, Tipping CJ, Webb S, Young PJ. Early Active Mobilization during Mechanical Ventilation in the ICU. N Engl J Med. 2022 Nov 10;387(19):1747-1758. doi: 10.1056/NEJMoa2209083. Epub 2022 Oct 26. PMID: 36286256.

The AVERT Trial Collaboration group (2015) Efficacy and safety of very early mobilisation within 24 h of stroke onset (AVERT): a randomised controlled trial. Lancet 386(9988):46–55

Zafiropoulos B, Alison JA, McCarren B: Physiological responses to the early mobilization of the intubated, ventilated abdominal surgery patient. Aust J Physiother. 2004; 50 (2):95-100

4. Ernährung

Maria-Theresia Geier, Marie-Isabel von Schweinitz und Kathrin Stöver

Die Ernährungstherapie ist eine supportive Therapieform auf der Intensivstation. Sie soll primär die Zufuhr von Kalorien, Mikro- und Makronährstoffen sicherstellen, wenn Patienten durch Erkrankung oder Therapie nicht ausreichend Nahrung aufnehmen können und eine Mangelernährung droht. Sie sollte sich am aktuellen Zustand des Patienten und dessen individuellen Energiebedarf orientieren.

Für die Ernährung kritisch kranker Patienten gelten folgende Regeln:

- Frühzeitige Ernährungstherapie innerhalb von 24 Stunden
- Enteral ist die erste Wahl
- Parenterale Ernährung nur ergänzend
- Bedarfsadaptiert steigern
- Adäquate Eiweißversorgung
- Gastral vor jejunal
- Kontinuierlich oder Bolus

Daraus ergeben sich auch für die physiotherapeutische Behandlung intensivpflichtiger Patienten Konsequenzen, denn bei jeglicher körperlichen Arbeit benötigt der Stoffwechsel der Muskelzellen mehr Energie und Sauerstoff.

Da der Kalorienverbrauch unter Umständen durch einen erhöhten Energiebedarf bei manchen Patienten sehr hoch sein kann, sollte täglich kritisch hinterfragt werden, inwieweit Energiebereitstellung, Energieverwertung und Energiebedarf mit den physiotherapeutischen Maßnahmen und Zielen in Einklang stehen, d.h., ob der Patient die erforderliche Muskelarbeit überhaupt leisten kann. Danach muss sich das Maß der körperlichen Belastung richten. Dies gilt insbesondere für exzentrische Haltearbeit (jegliche Muskelarbeit gegen die Schwerkraft), wie z.B. auch aufrechtes Sitzen und Stehen über einen längeren Zeitraum. Folge einer motorischen Aktivität bei zu geringer Energiezufuhr kann unter Umständen die Ursache für eine Atemmuskelermüdung sein, vor allem bei einer obstruktiven Lungenerkrankung.

Wichtige Kontrollparameter sind hier z.B. Elektrolyte, Phosphat, Laktat und Blutzucker.

Beim Risiko einer Mangelernährung (z.B. bedingt durch körperliche Belastung/ Stress) sollte die Ernährung soweit möglich innerhalb kurzer Zeit an die Zieldosis der benötigten Kalorien- und Proteine angepasst werden.

Literatur

Leitlinie (S2k) der Deutschen Gesellschaft für Ernährungsmedizin (DGEM) Klinische Ernährung in der Intensivmedizin, AWMF-Register 073-004, Version 2.0, 2018

5. Wahrnehmung

Gisela Pöllmann und Michaela Braxenthaler

Vorbemerkungen

Wahrnehmung ist die Aufnahme einer Summe von Reizen, die über verschiedene Rezeptoren der Sinnesorgane registriert und an das zentrale Nervensystem über afferente Nervenfasern weitergeleitet werden.

Diese sind:

- Das Ohr mit dem Sinn für das Hören, aber auch für das Gleichgewicht, das Spüren von Lageveränderungen und die Orientierung im Raum über den Schall
- Das Sehen
- Das Schmecken
- Das Riechen
- Das Spüren von Reizen unterschiedlicher Qualitäten über die Haut als größtes sensibles Organ mit Oberflächensensibilität oder Berührungsempfinden, sowie Druck-, Vibrations-, Temperatur-, und Schmerzempfinden
- Muskeln, Sehnen und Gelenke mit Tiefensensibilität (Lage-, Bewegungs- und Kraftempfinden) und Vibrationsempfinden

Jedes Sinnesorgan, bzw. sensorische System kann nur seinen spezifischen Reiz an das zentrale Nervensystem übermitteln. Das Erleben der gesamten Reizwirklichkeit der Innen- und Außenwelt erfolgt aber durch das Erfahren einer Vielzahl von Reizen und beeinflusst so die Entwicklung eines Menschen und seine Interaktion mit der Umwelt.

Kommt es aufgrund einer Erkrankung oder anderer Faktoren zu einer Störung der Reizaufnahme, der Reizleitung oder -verarbeitung, kann die Wahrnehmung sowohl des eigenen Körpers, als auch der Umwelt extrem beeinträchtigt sein.

Die Ursache für eine Wahrnehmungsstörung kann im klinischen Alltag aus der Anamnese, den Krankenunterlagen und den Ergebnissen von durchgeführten Untersuchungen ersichtlich sein, auch darüber, ob dieser Zustand bereits vor dem Aufenthalt auf der Intensivstation (ITS) bestanden hat, während des Aufenthalts auf der ITS oder als Folge z.B. einer Operation oder Medikation erworben wurde.

Wahrnehmungsstörungen können auftreten bei:

- Schädelhirntrauma, Sepsis, Enzephalopathie
- neurodegenerativen Erkrankungen
- neurologischen Erkrankungen mit Hemiparese, Neglect, Aphasie, Apraxie
- Fieber
- Delir

Exkurs: Delir

- Dem Delir wird eine zunehmende Bedeutung beigemessen, da es in der Intensivmedizin eine häufige auftretende Komplikation darstellt.
- Es wird definiert als eine akut einsetzende, fluktuierende, meist reversible Störung des Bewusstseins, der Wahrnehmung und des Denkens.
- Die Inzidenz liegt bei Intensivpatienten, abhängig von der Schwere der Erkrankung, bei ca. 30–80%. Postoperativ, abhängig vom Ausmaß und der Dauer der OP, entwickeln ca. 5–72% der Patienten ein Delir.
- Phänotypen sind das hypoaktive Delir, ca. 30% (somnolent bis kataton, oft nicht erkannt, höhere Mortalität), das hyperaktive Delir, ca. 5% (schreckhaft, unruhig bis exzitatorisch), und Mischtypen, ca. 65%.
- Typische Symptome sind die Dysregulation der zirkadianen Rhythmik, kognitive Defizite, Veränderung der Psychomotorik, Aufmerksamkeitsstörungen und emotionale Dysfunktion.
- Ein nicht erkanntes Delir führt zu längeren Krankenhausaufenthalten, höherer Mortalität und höheren Kosten. Es erhöht das Risiko für dauerhafte funktionelle und kognitive Defizite, Hilfsbedürftigkeit im Alltag und Heimeinweisung.
- Risikofaktoren sind unter anderem höheres Alter, vorbestehende kognitive Störungen, Alkoholabusus, Depression, sensorische Beeinträchtigungen wie Sehen und Hören, hohe somatische Krankheitslast und ein bereits durchgemachtes Delir.
- Physiotherapeutische Behandlungsziele und Maßnahmen sind abhängig vom Phänotyp und der aktuellen Situation.
- Vertikalisierung so früh wie möglich, Schmerzlinderung, Reorientierung, Stimulation aller Sinnesorgane und Fördern der zirkadianen Rhythmik sind neben der medikamentösen Therapie wichtige Ansatzpunkte in der Behandlung des Delirs.
- Unbedingt abgrenzen von der Demenz.

Auf einer Intensivstation ist der Patient zusätzlichen, die Wahrnehmung einschränkenden Faktoren ausgesetzt, z.B. durch:

- Beatmung mit NIV-Maske, -Helm, O_2-Maske
- Lärmpegel im Zimmer
- Alarme im Patientenumfeld (Monitor, Beatmungsgerät, Perfusoren usw.)
- Pflegebetten mit Wechseldruckmatratzen
- Medikamente
- Sedierung
- kontinuierliche Lichtquellen, die den Tag-Nacht-Rhythmus beeinflussen

Die Beurteilung der Wahrnehmung zur Erstellung eines Befundes und Behandlungsplanes ist auf einer Intensivstation nicht einfach und vor allem von der Bewusstseinslage des Patienten abhängig. Assessments, wie z.B. der Glasgow Coma Scale, sind für die Einschätzung der Wahrnehmung unter dem Gesichtspunkt der physiotherapeutischen Behandlung nur eingeschränkt hilfreich.

Reaktionen, die eher Auskunft über die Wahrnehmung oder Bewusstseinslage eines Patienten auf der Intensivstation geben können, sind:

- Atemfrequenz
- Herzfrequenz
- trophische Reaktionen
- Augenbewegungen
- mimische Reaktionen
- Muskeltonus, sowohl Erhöhung als auch Erniedrigung möglich
- Muskelaktivität
- Abwehrreaktion
- Schmerzreaktion
- Schreckreaktion
- motorische Unruhe
- Aggressivität, z.B. als Zeichen von Überforderung
- Angst
- Verschlossenheit

Reize, die solche Reaktionen auslösen können, sind z.B.:

- Ansprache
- Berührung
- Geräusche, Lärm im Raum
- schneller Impuls, z.B. Stoß am Bett
- Schmerzen, Schmerzreize
- pflegerische Maßnahmen
- physiotherapeutische Interventionen

5.1. Physiotherapeutische Interventionen

Grundsätzlich ist zur physiotherapeutischen Behandlung anzumerken:

- Äußere Faktoren, wie z.B. Geräuschpegel, werden so gut es geht vermindert und eine ruhige Atmosphäre wird geschaffen.
- Ablenkende Faktoren werden minimiert.
- Die Kontaktaufnahme erfolgt über eine Initialberührung, möglichst immer von der gleichen Seite.
- Der Patient wird mit Namen angesprochen, der Therapeut stellt sich mit Namen vor.
- Der Patient wird über die Behandlung und Behandlungsinhalte informiert.
- Die Behandlung wird klar und strukturiert aufgebaut.
- Die Stimme des Therapeuten sollte abhängig von der Situation des Patienten beruhigend oder aktivierend wirken.

Der erste Schritt eines Therapeuten sollte sein, herauszufinden, auf welchem Weg er Zugang zu dem Patienten bekommt, ob und was der Patient wahrnimmt und wie weit die Wahrnehmung beeinflusst werden kann. Reaktionen nach der ersten Kontaktaufnahme des Therapeuten mit dem Patienten können sofort, aber auch extrem verzögert eintreten. Sie liefern den Hinweis auf einen möglichen Therapieansatz.

Ziel der physiotherapeutischen Interventionen zur Verbesserung der Wahrnehmung ist, über möglichst viele Sinne (multimodal) dem Patienten möglichst viele Informationen über seinen Körper und seine Umwelt zu vermitteln, um einerseits bei immobilen Patienten eine Veränderung ihrer Wahrnehmung mit der Folge von Missempfindungen und Orientierungsstörungen zu verhindern, andererseits bei organischen Störungen ein funktionelles Wiedererlernen zu fördern. Wichtig dabei ist auch, patienteneigene Hilfsmittel, wie Brille oder Hörgeräte zu nutzen.

Dabei ist es sinnvoll, bekannte Handlungen aus dem alltäglichen Leben in die Behandlung einfließen zu lassen.

Sehr hilfreich können außerdem Informationen durch ein Gespräch mit den Angehörigen über Vorlieben oder Abneigungen des Patienten sein, z.B. bezüglich bestimmter Gerüche oder Nahrungsmittel.

Die Kompetenz eines Therapeuten auf der Intensivstation sollte darin liegen, Interventionen und Reize eindeutig und klar einzusetzen und so zu dosieren, dass der Patient dabei nicht überfordert wird und sich eventuell der Therapie verschließt (**CAVE:** Überstimulierung kann kontraproduktiv sein!).

Mögliche Interventionen bei der Therapie

Taktile Stimulation

Die Oberflächenrezeptoren der Haut werden über Berührung, Druck und Temperatur (Kälte- oder Wärmeanwendungen) entweder manuell oder mit verschiedenen Materialien stimuliert. Abhängig vom Muskeltonus und der allgemeinen Tonuslage des Patienten werden aktivierende oder beruhigende Techniken eingesetzt.

Stimulation des Vibrationsempfindens

Einsatz verschiedener Vibrationsgeräte (z.B. Vibrax®, elektrische Zahnbürste, Stimmgabel, sonstige Vibrationsgeräte) oder manuelle Techniken, wie z.B. bei der Atemtherapie (siehe Kapitel Atmung), mit dem Ziel physiologische Vibrationen, wie sie z.B. beim Gehen oder Sprechen entstehen, zumindest teilweise zu vermitteln.

Vibrationsgeräte werden auch bei der Behandlung des Neglect eingesetzt, um die Wahrnehmung auf die nicht beachtete Seite zu lenken. Für Behandlungen im orofazialen Bereich bietet sich die elektrische Zahnbürste an.

Wahrnehmungsorientierte, geführte Bewegungen

geben dem Patienten beim Berühren seines Körpers oder der körpernahen Umgebung Informationen über sich und seine Umwelt. Der Therapeut umgreift dabei mit seinen Händen die Dorsalseite der Patientenhände und führt die Bewegung. Der Patient kann dadurch auch bei Alltagsaktivitäten, wie z.B. Waschen, Eincremen, Kämmen und beim Anziehen miteinbezogen werden.

Das Bewegen und die damit verbundene Veränderung von Muskellänge und Gelenkstellung stimuliert die **Propriozeptoren** in Muskeln, Sehnen und Gelenken.

Umlagerung und Lagerung

Mit der Bewegung des Kopfes vor der Umlagerung im Bett auf eine Seite beginnt die **vestibuläre Stimulation.** Der Patient soll spüren, wohin die Lageveränderung geht und kann gegebenenfalls aktiv mitarbeiten. Die Umlagerung darf deshalb nicht zu schnell erfolgen.

Durch den Auflagedruck wird die Wahrnehmung der jeweils unten liegende Seite gefördert.

Um dem Patienten ausreichend Sicherheit und Begrenzung zu bieten, sind bevorzugt feste Polster als Lagerungsmaterial zu verwenden.

Bei luftgefüllten Dekubitus Matratzen (die so früh wie möglich wieder gegen feste auszutauschen sind) ist zur Therapie der maximale Auflagedruck einzustellen.

Vertikalisierung

Jede Methode, den Patienten in eine aufrechte Position zu bringen, führt zur Stimulation des **vestibulären und propriozeptiven** Systems. Dadurch verbessern sich der Wachheitszustand und die Orientierung im Raum.

Die Vertikalisierung muss so früh wie möglich erfolgen, um einem Delir vorzubeugen und einen Verlust des Rehabilitationspotentials zu vermeiden, auch wenn der Patient noch beatmet ist oder kaum Aktivität zeigt.

Physiologisch erfolgt die Vertikalisierung aus der Rückenlage über die Seitenlage, dann zum Sitz an die Bettkante und zum Stand, bzw. Transfer zu einer anderen Sitzgelegenheit. Auch Stehbrett oder Lifter können zur Förderung der Wahrnehmung eingesetzt werden.

Vor dem ersten Transfer eines Patienten in eine senkrechte Position ist die Rücksprache mit dem Stationsarzt erforderlich, um eventuelle Kontraindikationen abzuklären.

Orofaziale Stimulation

Vorausgehend sollte eine taktile Stimulation des Kopf- und Gesichtsbereichs zur Vorbereitung und Gewöhnung erfolgen, anschließend wird auch der Mundinnenraum und die Zunge mit den Fingern oder Hilfsmitteln stimuliert.

Eis in Form eines gefrorenen Watteträgers oder als Lutscher kann dabei zum Einsatz kommen.

Ziel dabei ist es, pathologische Mechanismen, wie z.B. den Beißreflex, zu hemmen und das Schlucken und Sprechen anzubahnen.

Zusätzliche Stimulationen

Reize, die einen hohen Wiedererkennungswert für den Patienten besitzen und oft mit Erinnerungen und persönlichen Erlebnissen verbunden sind:

- **akustische Reize:** Ansprechen, Vorlesen durch Angehörige, Musik, Gesang
- **visuelle Reize:** Fotos von Angehörigen, Anbieten von Bildern, Postkarten usw., passives Öffnen der geschlossenen Augenlider im Zusammenhang mit geführten Bewegungen
- **olfaktorische Reize:** Ätherische Öle, Rasierwasser, Kosmetikartikel, Nahrungsmittel, wie z.B. Kaffee
- **gustatorische Reize:** Honig, Zitronenstäbchen, in Gaze eingepacktes Schinken- oder Apfelstück usw. mit dem Ziel, Mund- und Kaubewegungen auszulösen und den Speichelfluss anzuregen.

Zu bedenken ist, dass Geschmacks- und Geruchsreize beim intensivpflichtigen Patienten mit belegter oder ausgetrockneter Zunge, geschädigten Schleimhäuten oder mechanischer Irritation durch Beatmung oder Magensonde nur eingeschränkt oder gar nicht wahrgenommen werden können.

Die Studienlage zur Wahrnehmungsstörung und ihrer physiotherapeutischen Behandlung ist sehr dürftig. Der größte Teil der vorliegenden Literatur ist über 20 Jahre alt, nicht evidenzbasiert und besteht vorwiegend aus Erfahrungsberichten.

Vermutlich ist die Durchführung von Studien aufgrund der schwierigen Messbarkeit bei Interventionen in Bezug auf die Wahrnehmung nicht einfach, aufwändig oder zu teuer.

Literatur

Affolter, F.: Wahrnehmung, Wirklichkeit und Sprache. Neckar Verlag 2007

Affolter, F.: Bischofberger, W.: Wenn die Organisation des zentralen Nervensystems zerfällt und es an gespürter Information mangelt. Neckar Verlag 1993

Davies, P.: Wieder Aufstehen, Frühbehandlung und Rehabilitation für Patienten mit schweren Hirnschädigungen. Springer Verlag 1995

Deutsche Gesellschaft für Anästhesie und Intensivmedizin (DGAI), Deutsche interdisziplinäre Vereinigung für Intensivmedizin (DIVI), et al., S3-Leitlinie Analgesie, Sedierung und Delir Management in der Intensivmedizin, AWMF, Stand 31.03.2021

Deutsche Gesellschaft fur Anästhesie und Intensivmedizin (DGAI) et al., S3-Leitlinie Lagerungstherapie und Mobilisation von kritisch Erkrankten auf Intensivstationen, AWMF, Stand 25.07.2023

Lippert-Grüner, M.: Frühstimulation, Ein multimodaler Therapieansatz in der Behandlung von Komapatienten. Pflaum Verlag 2002

Prosiegel, M.: Neuropsychologische Störungen und ihre Rehabilitation. Pflaum Verlag 2002

Rohen, J.: Funktionelle Anatomie des Nervensystems. Schattauer Verlag 2001

Weiterführende Literatur

Hinweis

Bei der Sichtung der relevanten Literatur ist uns aufgefallen, dass bei Arbeiten aus dem anglo-amerikanischen Bereich nur bedingt die Realität der deutschen Intensivstationen und der physiotherapeutischen Behandlung in Deutschland wiedergeben wird.

Der Versuch der anglo-amerikanischen Kollegen die Atemtherapie zu standardisieren und jeden Patienten die gleiche Behandlung angedeihen zu lassen, widerspricht unserer Auffassung von einer individuellen Behandlung. Jede physiotherapeutische Behandlung sollte immer befundbezogen und dem aktuellen Zustand des Patienten angepasst sein. Die Patienten der Intensivmedizin sind aber sehr heterogen und genauso heterogen muss daher auch ihre Behandlung ausfallen. Die Behandlungen in der Physiotherapie sind in der Regel hands-on und damit per se schlecht standardisierbar.

Daher überrascht es nicht, dass viele Artikel zu dem Ergebnis kommen, dass die Behandlungen sehr unterschiedlich sind, was Ziel, Methode und Durchführung angeht und das daher eigentlich keine Aussage über ihre Effizienz getroffen werden kann.

Biarzi KF, Severo SB, Baptistella: Immediate and long-term effects of manual chest compression and decompression maneuver on patients receiving invasive mechanical ventilation. R .Physiother Res Int. Oct; 2022 27(4):e1962.

Bourdin G et al.: The feasibility of early physical activity in intensive care unit patients. Respir. Care 2010; 15: 400-407.

Burtin C, Clerckx B, Robbeets C, Ferdinande P, Langer D, Troosters T, Hermans G, Decramer M, Gosselink R: Early exercise in critically ill patients enhances short-term functional recovery Critical Care Medicine Sep 2009; 37(9): 2499-2505.

Celso R F Carvalho, Denise M Paisani, Adriana C Lunardi: Incentive spirometry in major surgeries: a systematic review. Rev Bras Fisioter . 2011 Sep-Oct;15(5):343-50.

Chang A et al.: Standing with the assistance of a tilt table improves minute ventilation in chronic critical ill patients. Arch Phys Med Rehabil Dec 2004; 85(12): 1972-1976.

Chuang M-L , Chou Y-L, et al.: Instantaneous responses to high-frequency chest wall oscillation in patients with acute pneumonic respiratory failure receiving mechanical ventilation: a randomized controlled study . Medicine . 2017 ; 96 (9): 1 – 8.

Ciro S et al.: Muscle retraining in ICU Patient Monaldi Arch Chest Dis. 2003 Oct-Dec; 59(4): 300-303.

Clini E., Ambrosino N.:Early physiotherapy in the respiratory intensive care unit.Respiratory Medicine Sept. 2005, Volume 99, (9), P1096-1104.

Burchardi H., Larsen R., Marx G., Muhl E.: Die Intensivmedizin. Springer-Verlag, Berlin, Heidelberg Feb. 2011

Elkins M, Dentice R. Inspiratory muscle training facilitates weaning from mechanical ventilation among patients in the intensive care unit: a systematic review. J Physiother. 2015;61:125–134.

Friedrich O, Hund E: Critical illness myopathie bei IST-Patienten. Anaesthesist 2006, 55: 1271-1280.

Gärtner U, Roth G: Physiotherapie in der Intensivmedizin. Pflaum Verlag, München 2000

Grosselink R et al.: Physiotherapy for adult patient with critical illness: recommendations of the European Respiratory Society and the European Society of Intensive Medicine Task Force on Physiotherapy for Critically Ill Patients. Intensive Care Med. Jul 2008 (7): 1188-1199.

Goñi-Viguria R, Yoldi-Arzoz RE., et al.: Respiratory physiotherapy in intensive care unit, Bibliographic review. Enfermería Intensiva (English Edition) Oct 2018, 29. (4). 168-181.

Guimaraes FS, Lopes AJ, et al: Expiratory rib cage compression in mechanically ventilated subjects: a randomized crossover trial . Respir Care. 2014;59:678–685.

Herrero-Cortina B, Vilaro J, et al.: Short-term effects of three slow expiratory airway clearance techniques in patients with bronchiectasis: a randomised crossover trial. Physiotherapy. 2016;102:357 - 364.

Leitlinie (S3) der Deutschen Gesellschaft für Anästhesiologie und Intensivmedizin (DGAI): Lagerungstherapie von kritisch Erkrankten auf Intensivstation. 2013. AWMF. Register 001-015

Leitlinie (S3) „Nichtinvasive Beatmung als Therapie der chronischen respiratorischen Insuffizienz der Deutschen Gesellschaft für Pneumologie und Beatmungsmedizin (DGP)". 2024. AWMF Register 020-008

Leitlinie (S2k) der Deutschen Gesellschaft für Pneumologie und Beatmungsmedizin (DGP) „Prolongiertes Weaning". AWMF. Register 080-015

Leitlinie (S2k) der Deutschen Gesellschaft für Neurorehabilitation (DGNR) „Prolongierte Beatmungsentwöhnung in der neurologisch-neurochirurgischen Frührehabilitation". 2025. AWMF. Register 020-002

Leitlinie (S3) der Deutschen Interdisziplinären Vereinigung für Intensiv- und Notfallmedizin (DIVI) „Empfehlungen zur Therapie von Patienten mit Covid 19 -Living Guideline". 2025. AWMF. Register 113-001

Malkoc M, Karadibak D, Yildirim Y: The effect of physiotherapy on ventilatory dependency and the length of stay in an intensive care unit. International Journal of Rehabilitation Research Mar 2009; 32(1): 85-88.

Martins JA, Dornelas de Andrade A, et al.: . Effect of slow expiration with glottis opened in lateral posture (ELTGOL) on mucus clearance instable patients with chronic bronchitis. Respir Care. 2012;57:420–426.

McWilliams DJ, Pantelides KP: Does physiotherapy led early mobilisation affect length of stay on ICU? ACPRC Journal 2008 (40), 5-11.

Morris PE, Goad A, Thompson C, Taylor K, Harry B, Passmore L, Ross A, Anderson L, Baker S, Sanchez M, Penley L, Howard A, Dixon L, Leach S, Small R, Hite RD, Haponik E: Early intensive care unit mobility therapy in the treatment of acute respiratory failure. Crit Care Med. Aug 2008; 36(8): 2238-2243.

Needham DM, Truong AD, Fan E: Technology to enhance physical rehabilitation of critically ill patients. Crit Care Med. Oct 2009; 37(10 Suppl): 436-441.

Needham DM: Mobilizing patients in the intensive care unit: improving neuromuscular weakness and physical funktion. JAMA 2008, 300: 1685-1690.

Oczenski W, Andel H, Werba A: Atem-Atemhilfen. 7. Auflage, Georg Thieme Verlag KG, Stuttgart, New York 2006

Örman J., Westerdahl, E.: Chest physiotherapy with positive expiratory pressure breathing after abdominal and thoracic surgery: a systematic review. Acta Anaesthesiol Scand2010;54: 261–267.

Pattanshetty RB, Gaude GS. Effect of multimodality chest physiotherapy in preventionof ventilator-associated pneumonia: a randomized clinical trial. Indian J.Crit Care Med. 2010;14:70–76.

Pfausler B: Neuromuskuläre Symptome bei ITS-Patienten. Intensiv-News, Ausgabe 6, 2003

Pozuelo-Carrascosa DP et al.: Multimodality respiratory physiotherapy reduces mortality but may not prevent ventilator-associated pneumonia or reduce length of stay in the intensive care unit: a systematic review. Journal of Physiotherapy, 64 (2018) 222–228

Privitera E., Rossi V., et al.: Association of ventilator-free days with respiratory physiotherapy in critically ill patients with Coronavirus Disease 2019 (COVID-19) during the first pandemic wave. A propensity score-weighted analysis. Front. Med., Sept. 2022, Sec. Intensive Care Medicine and Anesthesiology, Volume 9

Schenker A: Analytische Atemtherapie Untersuchung, Analyse und Behandlung in der Atemtherapie Verlag: Edition Phi 2000

Skinner EH, Haines KJ, et al.: Usual care physiotherapy during acute hospitalization in subjects admitted to the ICU: An observational cohort study. Respir Care. 2015;60:1476–1485.

Schweickert WD, Pohlman MC, Pohlman AS et al.: Early physical and occupational therapy in mechanically ventilated, critically ill patients: a randomised controlled trial. Lancet 2009, 373: 1874-1882.

Stiller K. Physiotherapy in intensive care: an updated systematic review. Chest.2013;144:825–847.

Storch Ej, Kruszynki DM: From rehabilitation to optimal function: role of clinical exercise therapy. Crit Care Med. Aug 2008; 14(4): 451-455

Tipping C , Harrold M , Holland A, et al.: The effects of active mobilization and rehabilitation in ICU on mortality and function: a systematic review . Intensive Care Med . 2017; 43 (2): 171 – 83.

Torres A , Niederman MS , Chastre J , et al: International ERS/ ESICM/ESCMID/ALAT guidelines for the management of hospital- acquired pneumonia and ventilator-associated pneumonia . Eur Respir J . 2017 ; 50 (3).

van der Lee L , Hill A-M , Patman S . Efficacy of a respiratory physiotherapy intervention for intubated and mechanically ventilated adults with community acquired pneumonia: a systematic review protocol . JBI Database System Rev Implement Rep. 2017, 15 (6), 1508 – 11

Wang L, Li X, et al. Semi-recumbent position versus supine position for the prevention of ventilator-associated pneumonia in adults requiring mechanical ventilation. Cochrane Database Syst Rev. 2016;1:CD009946.

Abkürzungsverzeichnis

Ziffern

6MWT	6 Minutes Walking Test

A

A-V, a-v	arterio-venös
A.	Arteria, Arterie
ACE	Angiotensin converting enzyme
ADL	Activities of Daily Living
AF	Atemfrequez
AKE	Aortenklappenersatz
AP	Anus praeter
aPTT	Aktivierte partielle Thromboplastinzeit
ARDS	Adult Respiratory Distress Syndrome
ASB	Adaptive Support Ventilation
ASTE/ ASTEN	Ausgangsstellung/-en
ASV	Assisted Spontaneous Breathing
ATS	Antithrombosestrümpfe
AT	Atemtherapie
AT1	Angiotensin-1
AZ	Allgemeinzustand
AZV	Atemzugvolumen

B

BiPAP/ BIPAP	Biphasic Positive Airway Pressure
BDK	Transurethraler Dauerkatheter
BGA	Blutgasanalyse
BGM	Bindegewebsmassage
BL	Bauchlage
Bpm	Beats per Minute
BWS	Brustwirbelsäule

C

Ca	Kalzium
CAM-ICU	Confusion Assessment Method for the Intensive Care Unit
CF-CPAP	Continuous Flow Continuous Positive Airway Pressure
CK	Creatinkinase
CK MB	Unterart der Creatinkinase, vorwiegend im Myokard
CMV	Controlled Mechanical Ventilation
	Continuous Mandatory Ventilation
CO	Kohlenmonoxid
CO_2	Kohlendioxid
COPD	Chronic Obstructive Pulmonary Disease
CPAP	Continuous Positive Airway Pressure
CPM	Continuous Passive Motion
CPP	Cerebral Perfusion Pressure
CRP	C-reaktives Protein
CRS	Coma Remission Scale
CT	Computertomographie
CVVHD	Kontinuierliche veno-venöse Hämodialyse
CVVHDF	erweiterte Form der CVVHD durch Hinzunahme der Konvektion

D

dl	Deziliter
DEMMI	De Morton Mobility Index
DIC	Disseminierte intravasale Koagulation
DuoPAP	Dual Positive Airway Pressure
ΔCO_2	Differenz von pCO_2 – $etCO_2$
ΔP	Beatmungsdruck

E

E	Exspiration
ECLA/ ELA	Extracorporeal Lung Assist
ECLS	Extra Corporeal Life Support
ECMO	Extra Corporeal Membrane Oxygenation
EKG	Elektrokardiogramm
ELA	Extracorporeal Lung Assist
EMG	Elektromyogramm
EMS	Elektromuskuläre Stimulation
Endo VAC	Endoskopische Vakuumtherapie
ESK	Einsekundenkapazität
$etCO_2$	End tidal CO_2 concentration, endexspiratorische CO_2-Konzentration
EVD	externe Ventrikeldrainage
EzPAP	Easy Positive Airway Pressure

F

Fi_2O_2	Fraction of inspired oxygen, Fraktion des Sauerstoffs im Atemgas
FRK	Funktionelle Residualkapazität
FVK	Forcierte exspiratorische Vitalkapazität

H

h	Stunde (hour)
Hb	Hämoglobin
H_2O	Wasser
HCO_{3-}	Hydrogencarbonat (Bicarbonat)
HF	Herzfrequenz
HFOT	High Flow Oxygen Therapy (eine Form der Sauerstoff-therapie)
HIT	Heparininduzierte Thrombopenie
HWS	Halswirbelsäule
Hz	Hertz (Schwingungen/ Sekunde)
HZV	Herzzeitvolumen

I

I Inspiration
IABP Intraaortale Ballonpumpe
ICP Intracranial Pressure, Intrakranieller Druck
I:E Verhältnis der Dauer der Einatmung zur Ausatmung
iLA Interventional Lung Assist
IL6 Interleukin 6
IMT Inspirationsmuskeltraining
INR International Normalized Ratio
IPAP Inspiratory Positive Airway Pressure
IPPB Intermittend Positive Pressure Breathing
IPUP Intrapulmonale Perkussion
ITS Intensivstation

K

K Kalium
KL Kreislauf
KMT Knochenmarktransplantation

L

l Liter
li links
LAP Left Atrial Pressure
LCS Loewenstein Communication Scale
LVAD Left Ventricle Assist Device
LTX Lebertransplantation oder Lungentransplantation

M

MAP Mean Arterial Pressure, mittlerer arterieller Blutdruck
MAS Motor Assessment Scale
mbar Millibar, Druck durch 1 cm Wassersäule
MBP Mean Blood Pressure
MFT Muskelfunktionstest nach Janda
mg Milligramm
MKE Mitralklappenersatz
mmHg Millimeter-Quecksilbersäule
mmol Millimol
MRT Magnetresonanztomographie
µ my, griechisch, ein Millionstel

N

Na Natrium
NAS Numerische Analog Skala
NBP Non-Invasive Blood Pressure, nicht-invasiver Blutdruck
NIV Non-Invasive Ventilation, nicht-invasive Beatmung
NO Stickoxid
NSAID Non Steroidal Anti Inflammatory Drugs
NSAR Nichtsteroidale Antirheumatika
NU-DESC Nursing Delirium Screening
NW Nebenwirkung

O

O_2 Sauerstoff
OK Oberkörper
OS Oberschenkel

P

$paCO_2$ Arterieller Kohlendioxidpartialdruck
paO_2 Arterieller Sauerstoffpartialdruck
PAP Pulmonalarterieller Druck
PCA Patient-Controlled Analgesia, Schmerzpumpe
PCMV Pressure Controlled Mandatory Ventilation
pCO_2 Kohlendioxidpartialdruck
PC-SIMV Pressure Controlled-Synchronized Intermittent Mandatory Ventilation
PCT Procalcitonin
$pcvCO_2$ Zentralvenöser Kohlendioxidpartialdruck
$pcvO_2$ Zentralvenöser Sauerstoffpartialdruck
PCWP Pulmonary Capillary Wedge Pressure
pECLA Pumpless Extracorporal Lung Assist
PEEP Positive Endexspiratory Pressure
PEF Peak Exspiratory Flow
PEG Perkutane endoskopische Gastrostomie
PEJ Perkutane endoskopische Jejunostomie
PEP Positive Exspiratory Pressure
pH Potentia hydrogenii, Maß für Säuren und Basen
PiCCO Pulse Contour Cardiac Output, Pulskontur-Herzzeitvolumen
p_{max} Beatmungsdruck
pO_2 Sauerstoffpartialdruck
ppm Parts per million
PT Physiotherapie
pVAD Paracorporal Ventricular Assist Device
$pvCO_2$ Gemischt-venöser Kohlendioxidpartialdruck
PVK peripherer Venenkatheter
pvO_2 Gemischt-venöser Sauerstoffpartialdruck

R

R Widerstand
R_{aw} Atemwegswiderstand
RASS Richmond Agitation Sedation Scale
re rechts
RL Rückenlage
RMI Rivermead Mobility Index
ROM Range of Motion
RPE Rating of Perceived Exertion, wahrgenommene Anstrengung
RR Blutdruck nach Riva-Rocci

S

s	Sekunde
SaO_2/ SO_2	Periphere Sauerstoffsättigung
sup.	Superior
SvO_2	Gemischt-venöse Sauerstoffsättigung
SHT	Schädelhirntrauma
SIMV	Synchronized Intermittend Mandatory Ventilation
SL	Seitenlage
SLEDD	Slow Extended Daily Dialysis
SMI	Sustained Maximal Inspiration
$SzvO_2$	Zentralvenöse Sauerstoffsättigung

T

T	Temperatur
TUG	Timed Up and Go

U

u	Unit
ULNT	Upper Limb Neural Test

V

V.	Vena, Vene
V.a.	Verdacht auf
V-A, v-a	veno-arteriell
V-V, v-v	veno-venös
VAC	Vacuum Assisted Closure, Vakuum-Therapie
VAD	Ventricular Assist Device
VAS	Visuelle Analogskala
VCMV	Volume Controlled Mandatory Ventilation
VK	Vitalkapazität
V_T	Tidal Volume, Atemzug-, bzw. Atemhubvolumen

W

WMFT	Wolf Motor Function Test

Z

Z.n.	Zustand nach
ZVD	Zentraler Venendruck
ZVK	Zentraler Venenkatheter